书在版编目（CIP）数据

脑卒中霍勇推荐2016观点 / 霍勇主编. —北京：科学技术文献出版
2016. 11（2017. 12重印）
ISBN 978-7-5189-1532-3

Ⅰ. ①脑… Ⅱ. ①霍… Ⅲ. ①脑血管疾病—防治 Ⅳ. ① R743

中国版本图书馆 CIP 数据核字（2016）第 130243 号

脑卒中霍勇推荐2016观点

策划编辑：王云晶 责任编辑：王云晶 孙苍愚 责任校对：赵 瑗 责任出版：张志平

出 版 者	科学技术文献出版社	
地 址	北京市复兴路15号 邮编 100038	
编 务 部	（010）58882938，58882087（传真）	
发 行 部	（010）58882868，58882874（传真）	
邮 购 部	（010）58882873	
官 方 网 址	www.stdp.com.cn	
发 行 者	科学技术文献出版社发行 全国各地新华书店经销	
印 刷 者	虎彩印艺股份有限公司	
版 次	2016年11月第1版 2017年12月第4次印刷	
开 本	880×1230 1/32	
字 数	97千	
印 张	6.375	
书 号	ISBN 978-7-5189-1532-3	
定 价	88.00元	

脑卒中 STROKE

霍勇 推荐 2016 观

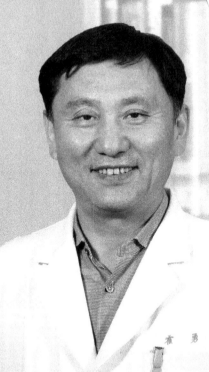

科学技术文献出版社
SCIENTIFIC AND TECHNICAL DOCUMENTATION PRESS

·北京·

编委会名单

主　编　霍　勇

副主编　王　宪　徐希平

编　者（以姓氏笔画为序）

王　宪（北京大学医学部）

王　婧（北京协和医学院）

孔　炜（北京大学医学部）

冯　娟（北京大学医学部）

孙宁玲（北京大学人民医院）

李拓圯（北京大学医学部）

范芳芳（北京大学第一医院）

赵　钢（第四军医大学西京医院）

郝　玲（北京大学医学部）

徐希平（南方医科大学南方医院）

秦献辉（南方医科大学南方医院）

梁　敏（南方医科大学南方医院）

鲍慧慧（南昌大学第二附属医院）

霍　勇（北京大学第一医院）

秘　书　范芳芳

序
Foreword

欧洲文艺复兴后，以维萨利发表《人体构造》为标志，现代医学不断发展，特别是从 19 世纪末开始，随着科学技术成果大量应用于医学，现代医学发展日新月异，发生了根本性的变化。

在过去的一个世纪里，我国现代化进程加快，现代医学也急起直追。但由于启程晚，经济社会发展落后，在相当长时期里，我国的现代医学远远落后于发达国家。记得 20 世纪 50 年代，我虽然生活在上海这个最发达的城市里，但是母亲做子宫切除术还要到全市最高级的医院才能完成；我患猩红热继发严重风湿性心包炎，只在最严重昏迷时用过一点青霉素。20 世纪 60~70 年代我从上海第一医学院毕业后到陕西农村基层工作，在很多时候还只能靠"一根针，一把草"治病。但是改革开放仅仅 30 多年，我国现代医学的发展水平已经接近发达国家，可以说，世界上所有先进的诊疗方法，中国的医生都能做，有的还做得更好。更为可喜的是，近年来我国医学界开始取得越来越多的原创性成果，在某些点上已经处于世界领先地位。中国医生已经不再盲从发达国家的疾病诊疗指南，而能根据我们自己的经验和发现，根据我国自己的实际情况制定临床标准和规范。我们越来越有自己的东西了。

要把我们"自己的东西"扩展开来，要获得越来越多"自己的东西"，就必须加强学术交流。我们一直非常重视与国外的学术交流，第一时间掌握国外学术动向，越来越多地参与国际学术会议，有了"自己的东西"也总是要在国外著名刊物去发表。但与此同时，我们更需要重视国内的学术交流，第一时间把自己的创新成果和可贵的经验传播给国内同行，不仅为加强学术互动，促进学术发展，更为学术成果的推广和应用，推动我国医学事业发展。

我国医学发展很不平衡，经济发达地区与落后地区之间差别巨大，先进医疗技术往往只有在大城市、大医院才能开展。在这种情况下，更需要采取有效方式，把现代医学的最新进展以及我国自己的研究成果和先进经验广泛传播开去。

基于以上考虑，科学技术文献出版社精心策划出版《中国医学临床百家》丛书。每本书涵盖一种或一类疾病，由该疾病领域领军专家撰写，重点介绍学术发展历史和最新研究进展，并提供具体临床实践指导。临床疾病上千种，丛书拟以每年百种以上规模持续出版，高时效性地整体展示我国临床研究和实践的最高水平，不能不说是一个重大和艰难的任务。

我浏览了丛书中已经完稿的几本书，感觉都写得很好，既全面阐述有关疾病的基本知识及其来龙去脉，又介绍疾病的最新进展，包括作者本人及其团队的创新性观点和临床经验，学风严谨，内容深入浅出。

相信每一本都保持这样质量的书定会受到医学界的欢迎，成为我国又一项成功的优秀出版工程。

《中国医学临床百家》丛书出版工程的启动，是我国现代医学百年进步的标志，也必将对我国临床医学发展起到积极的推动作用。衷心希望《中国医学临床百家》丛书的出版取得圆满成功！

是为序。

2016 年 5 月

作者简介
Author introduction

霍勇，北京大学第一医院教授、主任医师、博士生导师，现任北京大学第一医院心内科及心脏中心主任，北京大学医学部心血管内科学系主任，美国心脏学院院士（fellow of American College of Cardiology，FACC），亚太心脏协会（asia pacific heart association，APHA）主席，亚太介入心脏病学会秘书长，中华医学会心血管病学分会前任主任委员、世界华人医师协会副主席、世界华人心血管医师协会主席、国家心血管病专家委员会第一届委员会副主任委员、中国医师协会心血管内科医师分会前任会长、中华医学会心血管介入治疗培训中心主任、国家卫生和计划生育委员会心血管疾病介入诊疗技术管理专家工作组组长、国家卫生和计划生育委员会心血管内科专科医师考试专家委员会主任委员、国家卫生和计划生育委员会合理用药专家委员会心血管药物专业组组长，担任《中国介入心脏病学杂志》《中国医学前沿杂志（电子版）》等多种期刊主编。

长期从事心内科医疗、教学及科研工作，对心血管疑难重症的诊治具有丰富的临床经验和娴熟的技能。近十年来，对心血管疾病的介入治疗有深入的研究，尤其擅长冠状动脉粥样硬化性心脏病（以下简称冠心病）的介入治疗，先后帮助300余家省市级医院开展介入治疗，并每年举办两次冠心病介入治疗培训班，同时每年在不同的省市举办全国性大会"全国介入心脏病学论坛"，推动了心血管介入诊疗技术在中国不断普及、规范和提高，引领行业发展。在开展临床工作的同时还进行了多项临床研究，主要研究方向为冠心病介入治疗及术后再狭窄的形成机制研究，推动了中国心内科医师行业健康有序发展。在战略性防控慢性病方面，积极参与国家心脑血管疾病人群防治工作。作为主要参加者先后获国家卫生和计划生育委员会、国家科学技术委员会科技进步奖两项。获中华医学会二等奖两项，获第八届"中国医师奖""第十三届吴阶平－保罗·杨森医学药学奖""吴阶平创新奖"，获第10届Lumen Global"年度成就奖"及华夏医学科技奖一等奖等。承担国家攻关课题和八六三课题各一项，牵头国家"十一五"科技支撑计划课题"冠心病早期诊断和综合治疗技术体系的研究"。牵头"十二五"国家科技支撑计划课题"急性冠脉综合征的综合干预及转归的研究""十二五"国家"重大新药创制科技重大专项""依那普利叶酸片预防脑卒中的上市后临床研究"等。现已指导14名硕士研究生、44名博士研究生、2名博士后，发表学术论文260余篇，主编学术专著35部。

前言
Preface

近几十年来，随着我国社会经济水平的快速发展，人们整体的生活水平显著提高，受人口老龄化和不良生活方式的影响，心脑血管疾病等慢性非传染性疾病成为危害国民健康的首位原因，尤其脑卒中是我国居民死亡的第一位病因，患病率不仅高居世界首位，且呈逐年上升趋势，同时脑卒中的致残率高、疾病负担大。因此，如何从根本上遏制我国脑卒中的高发流行病学态势，是现阶段我国慢性病防治亟待解决的重大课题。

长期以来，医疗卫生工作的重点往往落在各种疾病及其患者人群中，一个人也是往往得病之后才会求助医师，是一种"兵来将挡"的被动模式。近年来，在我国居民慢性病状况日渐严峻的形势下，慢性病防治的宗旨已经从以疾病为主导转向以健康为主导，从以医疗为重点转向以预防为重点，国家卫生和计划生育委员会和有关部门采取了有力措施，积极遏制慢性病的高发态势，不断改善我国居民的营养健康状况。从长远来看，综合控制疾病早期的各种危险因素是未来医学发展的主流方向，也即古语所言"上医治未病"。同理，脑卒中的长期有效控制也要寻找新的危险因素并采取积极的预防手段进行早期防治。

最早从 1995 年开始，我们就着手建立了 3.9 万人长达 6.2 年的流行病学队列，通过研究发现高同型半胱氨酸是我国人群脑卒中的高发因素，而同型半胱氨酸升高可在高血压的基础上增加脑卒中的疾病风险。沿着这条新思路，我们进行了大量的极具创新价值的针对我国高血压人群脑卒中防治的研发工作。我国人群整体叶酸水平偏低、同型半胱氨酸水平偏高、两者代谢通路中亚甲基四氢叶酸还原酶基因突变率高，这三者联合作用，是我国脑卒中高发的重要原因。近期，我们通过大规模随机双盲对照临床研究证实，在降压治疗的基础上补充叶酸可以降低脑卒中风险21%，据此估算可使我国每年减少50万例新发脑卒中。至此，历时20年研究，终于探索出一条适合我国人群特点的脑卒中早期预防新思路。

感谢科学技术文献出版社《中国医学临床百家》丛书的创意，它给予我们这样一个宝贵的机会，可以详尽且系统地向广大读者展现我们的研究；同时，叶酸和孕产妇保健以及癌症的关系也是相关领域非常重要的问题，我们也邀请了相关专家学者予以介绍。

最后，感谢各位专家学者对本书的出版付出的努力，在此谨对本书所有作者的辛勤劳动致以谢意和敬意！

霍勇

目 录
Contents

高同型半胱氨酸血症参与重大
血管疾病的作用机制

1969 年，McCully 等发现伴有高同型半胱氨酸血症的儿童容易因严重的动脉粥样硬化和阻塞性血栓而致死。自此之后，人们逐渐认识到了高同型半胱氨酸血症（hyperhomocysteinemia，HHcy）的病理生理意义及其与动脉粥样硬化等重大血管疾病的关系。1991 年，Clarke 等人在《新英格兰医学杂志》上发表论文，将 HHcy 确立为冠心病等心血管疾病的独立危险因素。

同型半胱氨酸（homocysteine，Hcy）是一种含活性巯基的氨基酸，是甲硫氨酸代谢的中间产物。其代谢途径主要有两条：在叶酸和维生素 B_{12} 催化下再甲基化，形成甲硫氨酸；在 5- 磷酸吡哆醛作用下转硫形成胱硫醚，最终形成牛磺酸以及 α - 酮丁酸。

人体血液中总 Hcy 水平的参考范围是 5 ～ 10μmol/L，随着年龄增长有所增加，男性略高于女性，正常生理情况下不超过 15μmol/L。Hcy16 ～ 30μmol/L 属轻度 HHcy，多由轻度叶酸或维生素 B_{12} 缺乏、高蛋白摄入、轻中度肾病等引起；Hcy 31 ～ 100μmol/L 属中度 HHcy，多由中度叶酸或维生素 B_{12} 缺乏、亚甲基四氢叶酸还原酶（methylenetetrahydrofolate reductase，MTHFR）C677T 突变联合低叶酸饮食、严重的肾病等引起；Hcy100μmol/L 以上者属于重度 HHcy，多由胱硫醚 β 合成酶（cystathionine β synthase，CBS）缺失或严重的维生素 B_{12} 缺乏所引起。血液中的 Hcy 70% ～ 80% 与清蛋白结合；20% ～ 30% 呈游离的氧化型，即同型半胱氨酸分子之间或与半胱氨酸巯基作用形成二硫键；约 1% 为游离的还原型同型半胱氨酸。

我国心脑血管疾病发病率逐年上升，冠心病、高血压、脑卒中、深静脉血栓、腹主动脉瘤等疾病已成为危害人类健康的"头号杀手"。其中血管功能失衡及损伤修复异常是诸多心脑血管疾病的病理生理基础。血管主要由内皮细胞、血管壁中膜平滑肌细胞、血管壁外膜成纤维细胞和细胞外基质构成，其生理及病理过程中也涉及单核 - 巨噬细胞在血管壁的浸润、血小板及纤维蛋白原对凝血的调节等。此外，以胰岛素抵抗为中心的代谢紊乱、脂肪细胞内分泌功能以及肝脏脂质调节作用也与动脉粥样硬化等血管疾病密切相关。

1. 同型半胱氨酸与血管内皮细胞

血管内皮由单层扁平多边形内皮细胞排列而成，位于血管的管腔面，自心脏到微血管遍布整个循环系统。心室内表面的内皮细胞称为心内膜，微血管由单层的内皮细胞组成。内皮细胞分隔血液与血管组织，调节血液和组织液之间的物质交换，并具有内分泌功能，能合成和分泌多种血管活性物质，保证血管正常的收缩和舒张，调节血压，调节凝血与抗凝平衡。同时，内皮细胞也可接收多种神经 -体液调节信号，从而调节自身的生长、促炎、促凝或抗凝作用。

内皮功能失调主要表现为促血管收缩因子（如血管紧张素 II、内皮素 -I、血栓烷素 A_2、前列腺素 E_2 等）和促血管舒张因子（如一氧化氮、缓激肽、内皮依赖性超极化因子等）释放不平衡，使得血管不能维持正常张力。

（1）同型半胱氨酸诱导内皮细胞一氧化氮（NO）产生减少。内皮源性血管舒张因子NO是介导血流切应力调节血管舒张的重要分子。NO主要由血管内皮细胞型一氧化氮合酶（endothelial isoform of NO synthase，eNOS）在某些舒张血管刺激下合成。内皮产生的NO扩散进入平滑肌细胞，激活胞质鸟苷酸环化酶，增加环磷酸鸟苷（cyclic guanosine monophosphate，cGMP）产生，从而促进平滑肌舒张。

在体和离体实验均表明，高浓度的Hcy显著降低乙酰胆碱诱导的内皮细胞依赖的血管舒张作用。在Hcy刺激下，NO产生量减少，血管舒张受到抑制，但Hcy并不直接抑制eNOS及其表达水平。目前人们认为Hcy主要可能通过以下3个间接途径起作用。

① Hcy上调还原型烟酰胺腺嘌呤二核苷酸磷酸氧化酶（NADPH oxidase，NOX），促进活性氧产生。Hcy含有活性巯基，因而可发生自身分子间氧化，或与其他含巯基氨基酸氧化形成二硫键。在二硫键形成过程中，释放超氧阴离子。另一些研究表明，Hcy上调NOX。NOX种类繁多，其分布具有一定的组织特异性，内皮细胞主要表达NOX2。Hcy刺激人脐静脉内皮细胞6小时可引起NOX2表达显著升高，增加超氧化物的产生。超氧化物与NO发生化学反应，生成过亚硝酸盐，从而降低NO的生物利用度。

② Hcy 降低 y+ 阳离子氨基酸转运体 1 (y+ cationic aminoacid transporter, y+ CAT-1) 对 L- 精氨酸的转运及诱导 eNOS 解偶联。eNOS 产生 NO 所需的氮源来自 L- 精氨酸。Hcy 抑制内皮细胞 y+ CAT-1 对 L- 精氨酸的摄取，跨膜 L- 精氨酸减少，NO 合成减少。eNOS 由还原酶区和氧化酶区偶联而成，当 L- 精氨酸缺乏时，NO 产生所需的氧化酶区功能减弱，但还原酶区持续还原氧气，产生过量的超氧化物无法被利用，易生成过亚硝酸盐。

③ Hcy 抑制二甲基精氨酸氨基水解酶 (dimethylarginine dimethylaminohydrolase, DDAH) 活性，不对称二甲基精氨酸 (asymmetric dimethylarginine, ADMA) 聚积，抑制 eNOS 活性。ADMA 是由 L- 精氨酸参与蛋白质合成，被蛋白质精氨酸甲基转移酶甲基化修饰，在蛋白质水解后释放出的产物，其结构与 L- 精氨酸非常相似，因而成为一种与 L- 精氨酸呈竞争性的内源性 eNOS 抑制剂。ADMA 可被 DDAH 稳定为瓜氨酸。在离体培养的牛主动脉内皮细胞中，Hcy 剂量依赖地抑制 DDAH 活性，使得 ADMA 积累，eNOS 被抑制。

（2）同型半胱氨酸诱导内皮细胞内质网应激、非折叠蛋白质反应及细胞凋亡。在内质网中，正确合成并折叠的蛋白质将进入高尔基体进一步修饰或转运，而错误折叠的蛋白质聚积在内质网中，引起内质网应激及非折叠蛋白质反应（unfolded protein response，UPR）。

Hcy 是内质网应激的诱导剂。与常见的内质网应激诱导剂如衣霉素和毒胡萝卜内酯相似，Hcy 剂量依赖地上调内皮细胞中 UPR 反应分子 GRP78 和 GRP94 的表达。UPR 通过上调伴侣蛋白产生、抑制转录和翻译而减轻内质网负荷。这一保护作用主要通过肌醇依赖酶 1、RNA 激活的蛋白激酶样内质网激酶以及激活转录因子 6 这三条平行的途径实现。然而，长期的内质网应激因聚积产物不能被 UPR 清除，则诱导细胞凋亡。Hcy 通过至少两种凋亡基因产生其细胞毒性，包括 DNA 损伤诱导基因 153（CHOP/GADD153）及 TDAG51。生长抑制及 CHOP/GADD153 属于 CCAAT 增强子结合蛋白家族，在正常细胞中表达量极低；Hcy 刺激剂量依赖地增加 CHOP/GADD153 的表达，诱导细胞周期阻滞和细胞凋亡。Hcy 通过 PERK 途径中的 $eIF2\alpha$ 磷酸化激活 T 细胞死亡相关基因 51（TDAG51），破坏内皮细胞骨架结构，从而介导内皮细胞失巢凋亡。

（3）同型半胱氨酸对内皮细胞的表观遗传学调控。在甲硫氨酸代谢过程中，Hcy 可利用腺苷形成 S- 腺苷同型半胱氨酸（S-adenosylhomocysteine，SAH）。SAH 是一种潜在的细胞甲基化抑制剂，当 SAH 增多时，细胞呈现低甲基化状态。在腺苷存在时，Hcy 可特异性地抑制内皮细胞对氚标记的胸腺嘧啶的摄取，显著抑制 DNA 合成、抑制细胞生长。这一现象是内皮细胞特异性的，在平滑肌中不存在。此外，Hcy 降低 Ras 的羧基甲基化，阻滞内皮细胞周期于 G1/S 期。

近年来，有研究报道 Hcy 通过增加 CCCTC 结合因子并降低人端粒逆转录酶（human Telomerase Reverse Transcriptase, hTERT）的转录活性而促进内皮细胞的衰老。另有研究报道，Hcy 通过诱导内皮细胞 p66shc 启动子区域的 CpG 二核苷酸的去甲基化，上调 p66shc 基因表达，调节 ROS 的产生、ICAM-1 表达以及单核细胞 - 内皮细胞的黏附过程。

2. 同型半胱氨酸与血管平滑肌细胞

血管平滑肌细胞是血管壁的重要组成部分。血管平滑肌有两类主要功能，即收缩舒张维持血管张力和分泌部分细胞外基质成分。在动脉粥样硬化病理发展过程中，平滑肌细胞增殖、迁移进入粥样硬化斑块，吸收脂质并发生结构和功能的变化，形成泡沫细胞；在腹主动脉瘤发生过程中，可检测到平滑肌细胞的凋亡及其由收缩表型向分泌表型的转化。

（1）同型半胱氨酸促进平滑肌细胞增殖迁移。Hcy 促进 PDGF 产生，促进平滑肌增殖。在内皮细胞中，Hcy 降低 DNA 甲基转移酶活性，促进 PDGF-A、PDGF-C、PDGF-D 的启动子去甲基化，增强转录因子 SP-1 的结合，使得内皮细胞 PDGF 产生增加，促进平滑肌的增殖。另有研究表明，Hcy 在平滑肌细胞中直接促进 SAH 产生、抑制 PDGF 启动子甲基化，升高 PDGF 产生、促进平滑肌增殖。

Hcy 通过增加 ROS 产生诱导平滑肌细胞增殖。在血管平滑肌中，Hcy 通过激活 p38 MAPK 以及 p47phox 磷酸化上调 NOX 表达，增加 ROS 的产生。ROS 进一步激活促增殖信号 Akt 磷酸化，促进平滑肌细胞增殖。

Hcy 调控细胞周期蛋白促进平滑肌增殖。Hcy 可上调平滑肌细胞 Cyclin A 及 Cyclin D1 的表达。有研究显示，这一作用是通过平滑肌细胞膜上的整合素 β 1（integrin β 1）介导的，通过 integrin β 1 激活下游的 Ras/ERK 途径上调 Cyclin A ；通过 integrin β 1 激活下游的 PI3K/Akt/p70S6K 途径上调 Cyclin D1。

（2）同型半胱氨酸调控平滑肌产生细胞外基质。细胞外基质是由成纤维细胞、平滑肌细胞、上皮细胞等分泌到细胞间的大分子物质，主要包括胶原、非胶原糖蛋白、蛋白聚糖和弹性蛋白四类。细胞外基质的异常合成或降解均与动脉粥样硬化、腹主动脉瘤等血管疾病密切相关。

Hcy 抑制 I 型胶原和纤维连接蛋白（fibronectin，FN）的产生。在平滑肌细胞中，Hcy 通过激活 PKC 及 ROS 促进结缔组织生长因子（connective tissue growth factor，CTGF）表达，从而抑制其 I 型胶原及纤维连接蛋白的产生。

（3）同型半胱氨酸促进平滑肌产生基质金属蛋白酶 2（matrix metalloprote-inase-2，MMP-2）并向成骨表型分化。Hcy 诱导血管平滑肌细胞产生 MMP-2。在发生钙化的动物血管组织中，可检测到 MMP-2 和 MMP-9 表达量显著增加。进一步研究发现，Hcy 通过激活 MMP-2 促进血管平滑肌细胞向成骨表型转化。一项临床研究显示 HHcy 与冠状动脉血管钙化程度呈正相关。

3. 同型半胱氨酸与脂肪细胞及肝脏脂质代谢

脂肪组织是血 Hcy 的重要来源。细胞内烟碱 N- 甲基转移酶（nicotinamide N-methyhransferase，NNMT）催化甲基转移反应，产生 SAH，可进一步转化为血 Hcy。在人和小鼠白色脂肪组织中 NNMT 高表达并产生大量 Hcy；肥胖小鼠中脂肪组织 NNMT 表达水平进一步升高。在脂肪细胞分化过程中，可检测到 NNMT 表达水平上调以及 Hcy 释放增加。临床研究显示，腹型肥胖患者血浆 Hcy 水平明显升高，表明脂肪组织可能是血浆 Hcy 的重要来源之一。

（1）同型半胱氨酸影响脂肪细胞内分泌及旁分泌功能。Hcy 促进脂肪细胞抵抗素产生并诱导血管平滑肌细胞迁移。Hcy 降低了胰岛素刺激下脂肪细胞胰岛素受体及胰岛素受体底物 -1（insulin receptor substrate-1，IRS-1）的酪氨酸磷酸化水平，增加了 IRS-1 丝氨酸磷酸化，并抑制 Akt 磷酸化，从而促进脂肪细胞抵抗素产生增加。有研究显示，Hcy 促进脂肪细胞分泌的抵抗素可通过内分泌或旁分泌形式促进血管平滑肌细胞的迁移，加重其心血管损害作用。

Hcy 抑制脂肪细胞脂联素表达。Hcy 可通过抑制 ERK1/2，诱导内质网应激及 C/EBP 同源蛋白表达而抑制脂联素表达，从而降低了脂联素的抗炎及抗肝脏纤维化等保护作用。

（2）同型半胱氨酸引起肝脏脂质代谢异常。脂质代谢紊乱是代谢性心血管疾病的重要特征，是动脉粥样硬化、冠心病等心血管疾病的危险因素。

Hcy 抑制卵磷脂胆固醇脂酰基转移酶（lecithincholesterol acyltransferase，LCAT）的功能，导致血浆胆固醇水平升高，高密度脂蛋白胆固醇水平下降。Hcy 抑制过氧化物酶体增殖物激活受体（peroxisome proliferator activated receptor α，PPARα），升高胆固醇 7 - 羟化酶（cholesterol 7- α hydroxy-lase，CYP7A1）表达，促进胆汁酸的产生，从而使胆固醇吸收增加、胆固醇浓度升高。Hcy 通过引起内质网应激上调胆固醇调节元件结合蛋白 -1（sterol-regulatory element binding protein-1，SREBP-1）诱导脂肪肝形成。

Hcy 可利用腺苷形成 SAH，降低肝脏甲基化水平、apo-A1 及磷脂酰乙醇胺 -N- 甲基转移酶（phosphatidylethanolamine N-methyltransferase，PEMT），从而促进肝细胞凋亡、降低高密度胆固醇脂蛋白表达及促进肝脏脂肪变性。

4. 同型半胱氨酸与血栓形成

静脉血栓性疾病占高同型半胱氨酸尿症患者血管并发症的 50% 以上。HHcy 诱导的动脉血栓是继发阻塞性动脉血管疾病的重要危险因素。在动脉粥样硬化形成过程中，凝血酶促进单核细胞趋化和分裂，抑制内皮细胞生长，并刺激血小板源性生长因子的释放。受损的冠状动脉斑块富含组织因子（tissue factor，TF），当其暴露于血液中时可与因子Ⅶ / Ⅶ a 形成复合物，启动凝集反应。在急性冠状动脉综合征患者中，血 Hcy 浓度增加导致因子Ⅶ a 升高以及凝血酶产生增加，促进血栓形成。

（1）同型半胱氨酸影响血小板激活：① Hcy 促进血小板激活。血小板活化是血栓形成的始动因素。当血管内皮损伤或在某些病生理因素刺激下，血小板活化，并黏附、变形、聚集而启动凝血与血栓形成机制。Hcy 通过激活糖蛋白Ⅵ及整合素 α 信号通路促进Ⅰ型胶原介导的血小板激活过程。② Hcy 促进血小板黏附。纤维蛋白原是一类血浆糖蛋白。血小板的黏附和聚集都需要识别并结合于纤维蛋白原（或其他大分子黏附蛋白）。Hcy 促进血小板与胶原和纤维蛋白原的黏附。另有文献表明，Hcy 处理过的纤维蛋白原明显促进血小板的黏附。③ Hcy 促进血小板聚集。血小板胞质内游离 Ca^{2+} 浓度的升高对血小板活化具有重要作用。血小板基质中 Ca^{2+} 的跨膜内流和血小板钙池（包括密管系统和溶酶体样酸性细胞器）Ca^{2+} 的释放是血小板活化过程中 Ca^{2+} 浓度升高的主要来源。研究表明，Hcy 促进血小板密管系统钙离子释放，诱导血小板聚集。

（2）同型半胱氨酸促进促凝物质产生，抑制抗凝物质作用。在 Hcy 代谢过程中，其活性巯基诱导内皮细胞释放组织因子。组织因子是一种跨膜单链糖蛋白，通过与因子Ⅶ/Ⅶa 结合而启动血液凝固级联反应。Hcy 也促进内皮细胞释放内源性因子Ⅴ，使得促凝物质产生增加。

Hcy 具有抑制天然抗凝剂的功能。蛋白质 C 是由肝合

成的维生素 K 依赖因子，其激活后刺激纤溶酶原激活物释
放，增强纤溶酶活性、促进纤维蛋白溶解。在 Hcy 处理的
动脉内皮细胞中，蛋白质 C 的活性下降 90%。Hcy 降低内
皮细胞表面肝素硫酸盐的表达，从而抑制内皮细胞与体内
重要天然抗凝蛋白——抗凝血酶Ⅲ的结合与激活。

Hcy 抑制血栓调节蛋白活性，伴随血栓调节蛋白表达
代偿性升高，这一现象在 HHcy 的人和猴中均有报道。Hcy
降低 VW 因子产生。Hcy 通过降低与组织纤溶酶原激活物
的结合，升高纤溶酶原激活物抑制剂的表达而降低内皮细
胞的纤溶活性。

HHcy 在冠心病、脑卒中等重大心脑血管疾病的发生
发展过程中起着重要作用。除上文所述外，也有研究表明
Hcy 作用于血管外膜成纤维细胞，激活 NOX4，加重小鼠
腹主动脉瘤；作用于单核 - 巨噬细胞，激活 MCP-1，促进
IL-8 产生等。因此，深入挖掘 Hcy 的血管损害机制将成为
研究心血管疾病致病机制和寻找心血管药物靶点的有效途
径之一。

参考文献

1. McCully KS. Vascular pathology of homocysteinemia: implications for the pathogenesis of arteriosclerosis. Am J Pathol, 1969, 56(1):111-128.

2. Clarke R, Daly L, Robinson K, et al. Hyperhomocysteinemia: an independent risk factor for vascular disease. N Engl J Med, 1991, 324(17):1149-1155.

3. Petras M, Tatarkova Z, Kovalska M, et al. Hyperhomocysteinemia as a risk factor for the neuronal system disorders. J Physiol Pharmacol, 2014, 65(1):15-23.

4. Sharma M, Tiwari M, Tiwari RK. Hyperhomocysteinemia: Impact on Neurodegenerative Diseases. Basic Clin Pharmacol Toxicol, 2015, 117(5):287-296.

5. Chen P, Poddar R, Tipa EV, et al. Homocysteine metabolism in cardiovascular cells and tissues: implications for hyperhomocysteinemia and cardiovascular disease. Adv Enzyme Regul, 1999, 39:93-109.

6. Tyagi N, Sedoris KC, Steed M, et al. Mechanisms of homocysteine-induced oxidative stress. Am J Physiol Heart Circ Physiol, 2005, 289(6): H2649-2656.

7. Lai WK, Kan MY. Homocysteine-Induced Endothelial Dysfunction. Ann Nutr Metab, 2015, 67(1):1-12.

8. Austin RC, Lentz SR, Werstuck GH. Role of hyperhomocysteinemia in endothelial dysfunction and atherothrombotic disease. Cell Death Differ, 2004, 11(Sl):S56-64.

9. Yang F, Tan HM, Wang H. Hyperhomocysteinemia and atherosclerosis. Sheng Li Xue Bao, 2005, 57(2):103-114.

10. Zhang D, Sun X, Liu J, et al. Homocysteine accelerates senescence of endothelial cells via DNA hypomethylation of human telomerase reverse transcriptase. Arterioscler Thromb Vasc Biol, 2015,

35(1):71-78.

11. Han XB, Zhang HP, Cao CJ, et al. Aberrant DNA methylation of the PDGF gene in homocysteine-mediated VSMC proliferation and its underlying mechanism. Mol Med Rep, 2014, 10(2):947-954.

12. Zhang D, Chen Y, Xie X, et al. Homocysteine activates vascular smooth muscle cells by DNA demethylation of platelet-derived growth factor in endothelial cells. J Mol Cell Cardiol, 2012, 53(4):487-496.

13. Zou T, Yang W, Hou Z, et al. Homocysteine enhances cell proliferation in vascular smooth muscle cells: role of p38 MAPK and p47phox. Acta Biochim Biophys Sin(Shanghai), 2010, 42(12):908-915.

14. Tsai JC, Perrella MA, Yoshizumi M, et al. Promotion of vascular smooth muscle cell growth by homocysteine: a link to atherosclerosis. Proc Natl Acad Sci USA, 1994, 91(14):6369-6373.

15. Chiang JK, Sung ML, Yu HR, et al. Homocysteine induces smooth muscle cell proliferation through differential regulation of cyclins A and D1 expression. J Cell Physiol, 2011, 226(4):1017-1026.

16. Liu X, Luo F, Li J, et al. Homocysteine induces connective tissue growth factor expression in vascular smooth muscle cells. J Thromb Haemost, 2008, 6(1):184-192.

17. Guo H, Lee JD, Uzui H, et al. Effects of heparin on the production of homocysteine-induced extracellular matrix metalloproteinase-2 in cultured rat vascular smooth muscle cells. Can J Cardiol, 2007, 23(4):275-280.

18. Liu T, Lin J, Ju T, et al. Vascular smooth muscle cell differentiation to an osteogenic phenotype involves matrix metalloproteinase-2 modulation by

homocysteine. Mol Cell Biochem, 2015, 406(1/2):139-149.

19. Kim BJ, Kim BS, Kang JH. Plasma homocysteine and coronary artery calcification in Korean men. Eur J Prev Cardiol, 2015, 22(4):478-485.

20. Riederer M, Erwa W, Zimmermann R, et al. Adipose tissue as a source of nicotinamide N-methyltransferase and homocysteine. Atherosclerosis, 2009, 204(2):412-417.

21. Li Y, Jiang C, Xu G, et al. Homocysteine upregulates resistin production from adipocytes in vivo and in vitro. Diabetes, 2008, 57(4):817-827.

22. Jiang C, Zhang H, Zhang W, et al. Homocysteine promotes vascular smooth muscle cell migration by induction of the adipokine resistin. Am J Physiol Cell Physiol, 2009, 297(6):C1466-1476.

23. Song Z, Zhou Z, Deaciuc I, et al. Inhibition of adiponectin production by homocysteine: a potential mechanism for alcoholic liver disease. Hepatology, 2008, 47(3):867-879.

24. Obeid R, Herrmann W. Homocysteine and lipids: S-adenosyl methionine as a key intermediate. FEBS Lett, 2009, 583(8):1215-1225.

25. Al-Obaidi MK, Philippou H, Stubbs PJ, et al. Relationships between homocysteine, factor VII a, and thrombin generation in acute coronary syndromes. Circulation, 2000, 101(4):372-377.

26. Luo F, Liu X, Wang S, et al. Effect of homocysteine on platelet activation induced by collagen. Nutrition, 2006, 22(1):69-75.

27. Malinowska J, Tomczynska M, Olas B. Changes of blood platelet adhesion to collagen and fibrinogen induced by homocysteine and its

thiolactone. Clin Biochem，2012，45(15):1225-1228.

28. Malinowska J，Olas B. Homocysteine and its thiolactone-mediated modification of fibrinogen affect blood platelet adhesion. Platelets，2012，23(5):409-412.

29. Alexandru N，Jardin I，Popov D，et al. Effect of homocysteine on calcium mobilization and platelet function in type 2 diabetes mellitus. J Cell Mol Med，2008，12(5B):2015-2026.

30. Nishinaga M，Ozawa T，Shimada K. Homocysteine，a thrombogenic agent，suppresses anticoagulant heparan sulfate expression in cultured porcine aortic endothelial cells. J Clin Invest，1993，92(3):1381-1386.

31. Fryer RH，Wilson BD，Gubler DB，et al. Homocysteine，a risk factor for premature vascular disease and thrombosis，induces tissue factor activity in endothelial cells. Arterioscler Thromb，1993，13(9):1327-1333.

32. Hayashi T，Honda G，Suzuki K. An atherogenic stimulus homocysteine inhibits cofactor activity of thrombomodulin and enhances thrombomodulin expression in human umbilical vein endothelial cells. Blood，1992，79(11):2930-2936.

33. Cook JW，Taylor LM，Orloff SL，et al. Homocysteine and arterial disease. Experimental mechanisms. Vascul Pharmacol，2002，38(5):293-300.

（李拓坦　孔炜）

高同型半胱氨酸血症加速动脉粥样硬化的代谢炎症免疫机制

　　动脉粥样硬化是一种慢性炎症性疾病。升高的血浆同型半胱氨酸（homocysteine，Hcy）水平与动脉粥样硬化存在相关性，但其致病的具体机制尚不完全清楚。已有的研究结果表明，炎症和免疫过程在动脉粥样硬化的发生和发展中起决定性的作用。因此，从炎症免疫的角度揭示高同型半胱氨酸血症（HHcy）致动脉粥样硬化的机制，将为进一步预防和治疗心血管疾病开辟新的途径。

5. 高同型半胱氨酸血症与动脉粥样硬化

1969 年，McCully 阐述了动脉粥样硬化和 Hcy 水平相关的病理学机制。其后，Wilcken 经血管造影证实具有冠状动脉病变的患者血浆 Hcy 水平显著高于正常人，并推测 Hcy 本身或其衍生物引起了动脉损害，并于 1976 年通过流行病学调查首次提出 Hcy 是心血管病的一个独立危险因素。近年来的研究表明，一些冠心病患者不存在传统的危险因素，如高血压、高脂血症、糖尿病、吸烟等，但中、轻、重度 HHcy 占一定比例。因此，HHcy 再次作为一种新的独立的动脉粥样硬化危险因子越来越受到人们的关注。

在人体内，血浆 Hcy 浓度如果超过 15μmol/L，通常被认为是 HHcy。普通人群中，有 5% ～ 7% 为 HHcy，而在患有症状的动脉粥样硬化患者中，这一比例达到 13% ～ 47%。Hcy 每升高 5μmol/L，冠心病的危险性增加 1.5 倍。亚甲基四氢叶酸还原酶（methylenetetrahydrofolate reductase，MTHFR）677 位点的突变形式（C677T）影响 Hcy 水平，而 MTHFR C677T 基因型频率在中国明显高于其他地区，因此，中国 75% 的高血压患者合并 HHcy。在中国，研究 HHcy 致病的机制以及相关的潜在防治靶点有着更重要的意义。

6. 高同型半胱氨酸血症促进动脉粥样硬化发生发展的炎症免疫调节机制

1856 年，德国病理学家 Virchow 首次提出动脉粥样硬化的炎症学说。从脂质条纹到纤维斑块和粥样斑块，始终都有各种炎症免疫细胞参与，这些细胞之间发生相互作用，产生大量的细胞因子，促进动脉粥样硬化病变的发生和发展。

（1）同型半胱氨酸对炎症免疫的调控作用：Hcy 作为一种致炎因子，长时间反复作用于血管壁，通过促进炎性介质的分泌、活化各种炎性细胞，促进动脉粥样硬化的发生和发展。

① Hcy 引起血管内皮功能紊乱：动脉粥样硬化发生的早期，内皮功能发生紊乱，其重要原因之一就是血管壁的慢性炎症刺激。Hcy 对血管内皮细胞有直接毒性作用。HHcy 者血浆中可以检测到内皮细胞损害标志物。给予健康志愿者蛋氨酸负荷，或在高蛋氨酸喂养造成的 HHcy 动物模型中，内皮依赖的血管舒张反应明显受损。有研究者认为，HHcy 引起血管内皮功能紊乱与可溶性环氧化物酶（soluble epoxide hydrolase，sEH）的表达和活性增强，从而降低保护性表氧化酶代谢产物环氧二十碳三烯酸

（epoxyeicosatrienoicacids，EETs）有关。

内皮功能障碍的本质是内皮损伤和修复之间动态平衡的破坏。内皮祖细胞（endothelial progenitor cells，EPCs）参与内皮损伤后的修复。Hcy 时间和剂量依赖性地减少 EPCs 数量，抑制 EPCs 增殖、迁移、黏附和体外血管生成能力。因此，Hcy 不但直接损伤血管内皮，还同时影响 EPCs 的数量和功能，打破内皮损伤和修复之间的动态平衡，导致内皮功能障碍，促进动脉粥样硬化的发生。

另外，HHcy 下调 DNA 甲基转移酶而促进血管内皮细胞分泌血小板衍生生长因子（platelet derived growth factor，PDGF），进而促进内皮细胞和平滑肌细胞之间的相互作用，激活血管平滑肌细胞，促进其增殖和迁移，最终导致血管功能失调。

② Hcy 活化单核巨噬细胞：不同课题组已研究证实 Hcy 促进致炎性单核细胞分化而引发动脉粥样硬化。在此基础上，2014 年王虹课题组进一步证实，在 HHcy 加速高糖诱导的动脉粥样硬化模型中，斑块中致炎性单核细胞（中等程度和高表达 Ly6C 的细胞）和致炎性巨噬细胞（M1）数量增多，其机制主要为 Hcy 引起 DNA 低甲基化而促进小鼠脾脏中致炎性单核细胞的分化。

进入内膜下的单核细胞在巨噬细胞集落刺激因子的作

用下分化为巨噬细胞。Hcy 氧化和硝基化低密度脂蛋白，增加巨噬细胞清道夫受体与其结合，并摄取更多脂质，形成泡沫细胞。泡沫细胞分泌的细胞因子、蛋白酶、补体分子和产生的自由基进一步加重了局部的炎症免疫反应。我们课题组最近报道：Hcy 增加巨噬细胞线粒体 ROS 的产生，促进能量代谢向糖酵解转变，促进炎症小体的形成和激活，最终增加小鼠动脉瘤的发生率。

③ Hcy 对淋巴细胞的作用

A. 激活 T 淋巴细胞 从 T 细胞的角度解释动脉粥样硬化的发病机制，目前广泛被接受的观点是：致病的 Th1 细胞和（或）Th2 以及 Th17 细胞与调节 T 细胞（Tregs）等抑炎性 T 细胞所介导的免疫反应失衡控制着疾病的发生和发展。Dawson 等的研究表明，Hcy 对 T 淋巴细胞有活化作用，其中主要是 Th1 细胞受到影响，但对 IL-4 等 Th2 细胞分泌的细胞因子影响不明显。我们课题组也从 T 淋巴细胞介导的细胞免疫角度研究 HHcy 促进动脉粥样硬化形成的机制。在体和离体的细胞实验结果表明：HHcy 加强有丝分裂原激活的小鼠脾脏 T 淋巴细胞的增殖，抑制其凋亡，其机制之一是通过巯基代谢产生的氧化应激促进 T 淋巴细胞的激活。另外，HHcy 下调 apoE-/- 小鼠脾脏具有抑制功能的 Tregs 数量和功能。回输正常 Tregs 显著减少动脉粥样硬化斑块面积以及斑块中炎性细胞的聚集。因此，HHcy 可能促使 T 细胞向致炎方向转化而促进动脉粥样硬化的提前发病。单个淋巴细胞同样由细胞膜表面不同分子之间相互作用而维持微环境的稳态平衡。HHcy 促使 CD28 分子在细胞膜聚集成簇分布而激活 T 细胞；而细胞膜表面的抑制性共刺激因子 CTLA4 发生内化而被显著下调，因此 T 细胞被持续激活，释放细胞因子而促进巨噬细胞的迁移。在体预先给予 CTLA4-IgG 融合蛋白可降低 T 细胞的激活及其介导的致炎性免疫激活效应，减小动脉粥样硬化斑块面积，减少炎性细胞浸润。除此之外，我们课题组最新实验结果提示，HHcy 能够加速高脂饮食诱导的小鼠动脉粥样硬化的发生，其机制可能与脂肪细胞作为非专职抗原提呈细胞而激活 T 淋巴细胞有关（未发表数据）。

B. 活化 B 淋巴细胞　动脉粥样硬化的各个阶段，B 淋巴细胞也有着重要的作用。实验动物和人的动脉粥样硬化病变处均检测到 B 淋巴细胞和免疫球蛋白（主要是 IgG），提示两者具有相关性。但病灶处的 B 淋巴细胞的数目远远少于 T 淋巴细胞，且呈散在分布。

Hcy 直接刺激小鼠脾脏静息 B 淋巴细胞的增殖，也能进一步放大丝裂原刺激的小鼠脾脏 B 淋巴细胞的增殖反应。随后的研究表明巯基可能是引起 B 淋巴细胞增殖增强的主

要活性基团。Hcy 巯基氧化产生的活性氧及 NF-κB，PKC
和 p38 MAPK 信号途径参与了 Hcy 诱导 B 淋巴细胞的活化
反应。

此外，Hcy 调控 B 淋巴细胞参与动脉粥样硬化发病过
程的机制可能还有：Hcy 修饰蛋白诱发机体产生抗体，加
剧血管损伤；Hcy 也许直接作为一种新抗原，诱导机体产
生抗体等。

④ Hcy 增加免疫细胞与血管内皮细胞的黏附：动脉粥
样硬化致病过程早期内皮功能发生紊乱。Hcy 损伤并活化
血管内皮细胞，黏附分子和趋化因子表达升高，募集免疫
细胞持续进入血管病变部位，促进血管局部早期炎症的发
生。单核细胞向动脉壁的聚集也是动脉粥样硬化发生的早
期事件之一。单核细胞趋化蛋白 -1（MCP-1）是其中比
较重要的介导分子。Hcy 促进血管内皮细胞、血管平滑肌
细胞、THP-1 细胞系和人原代单核细胞表达和分泌 MCP-
1。Hcy 同时上调单核细胞表面的 MCP-1 受体 CCR2 的表
达，CCR2 可以与 MCP-1 结合，将单核细胞募集到 MCP-1
浓度高的炎症部位。β 2- 整合素家族的 LFA-1、p150 和
Mac-1 对于免疫细胞在血管内皮的黏附也有很重要的作用。
HHcy 促进激活 T 细胞表达黏附分子 LFA-1，同时血管内
皮细胞 LFA-1 的受体，即黏附分子 ICAM-1 表达也增加。

IL-8 作为 CXC 类趋化因子，主要作用是趋化中性粒细胞和淋巴细胞，并诱导血管平滑肌细胞的增殖和移行。Hcy 促进单核细胞表达和分泌 IL-8。Sotiriou 等的研究表明，脂蛋白 A 这一致动脉粥样硬化的危险因子通过与 Mac-1 的相互作用介导炎性细胞，特别是单核细胞的黏附，这种作用可以被 Hcy 增强。因此，免疫细胞和血管内皮细胞间相互作用可能是 HHcy 促进动脉粥样硬化发生的早期炎症的重要起始事件。

（2）同型半胱氨酸影响炎症免疫功能的机制：Hcy 通过多种机制影响细胞的功能，主要包括细胞应激反应、表观遗传学调控和蛋白翻译后修饰等。

①细胞代谢应激反应：HHcy 大鼠主动脉内膜可以检测到增高的超氧阴离子，提示氧化应激参与了 HHcy 致动脉粥样硬化的过程。Hcy 主要通过两个途径诱导氧化应激，进而导致细胞损害：一是 Hcy 的高活性巯基自氧化或 NADPH 氧化酶等介导；二是 Hcy 抑制细胞的抗氧化机制，使机体不能及时清除体内产生的活性氧类物质，而更容易受到氧化应激损伤。内质网应激（endoplasmic reticulum stress，ERS）指某种原因使细胞内质网生理功能发生紊乱的病理过程。Kokane 等通过差异筛选分析法评估 Hcy 诱导的内皮细胞基因表达谱改变发现，Hcy 上调 GRP78/ 免疫

球蛋白链结合蛋白（GRP78/Bip）和活性转录因子 4（ATF-4）。氧化应激和 ERS 不是孤立进行，它们之间互相影响，共同调控细胞功能。

近期，代谢和营养应激日益引起研究者的关注。微环境中氧气与营养物含量都将影响细胞代谢状态，进而调控细胞功能。炎症引起典型的缺氧及营养物缺乏微环境，所处其中的各种细胞面临严苛的代谢应激，其代谢及功能改变可能成为促进炎症性疾病发生发展的重要原因之一。但 Hcy 如何影响处于炎症微环境中的各种细胞功能，继而调控心血管疾病的发生和发展，亟待进一步探讨。

②观遗传学调控：表观遗传修饰调节多种基因的表达和蛋白质的功能。在腺苷酸存在时，Hcy 可以有效地转变为 SAH，SAH 是甲基转移酶的强效抑制剂。S- 腺苷蛋氨酸和 SAH 的比例变化是调节机体转甲基反应的关键点。当 Hcy 在体内蓄积时可导致 SAH 水解速度降低，引起 SAH 蓄积，从而潜在性地抑制体内的转甲基反应，导致细胞内的低甲基化状态。近期，我们课题组和王文恭教授的合作研究首次从 RNA 甲基化的表观遗传学角度，阐明 Hcy/TNFα 调控 NSun2 的酶活性，增加白细胞与血管内皮细胞黏附的过程，为预防和治疗相关心血管炎症性疾病提供了新的干预靶标。

③蛋白质的同型半胱氨酸化：蛋白质同型半胱氨酸化是指Hcy或同型半胱氨酸硫内酯（homocysteine thiolactone, HTL）修饰蛋白质分子中巯基或氨基的过程。一方面，生理条件（pH、温度）下，HTL可与蛋白质反应形成Hcy-N-protein复合物，即蛋白质的N-同型半胱氨酸化，通常发生在蛋白质的翻译后水平。此反应在HTL浓度低达10nmol/L时便能发生。另一方面，由于Hcy特殊的五元环稳定形式，使被修饰蛋白质更容易形成自由基并易受到氧化基团的攻击而破坏蛋白质的结构和功能。人体可将Hcy-N-protein作为异体抗原进行识别，诱发免疫应答，产生自身抗体。Hcy-N-protein与其抗体在血管表面形成抗原-抗体复合物，而损伤血管壁。Jakubowski等检测人血中N-同型半胱氨酸化蛋白质抗体，发现脑卒中组自身抗体水平比健康对照组明显增高，提示同型半胱氨酸化蛋白质可能作为新抗原而诱发机体免疫反应，是心血管疾病的重要调控因子。

S-亚硝基-同型半胱氨酸（S-NO-Hcy）由Hcy和NO在血管内皮细胞中形成。因其结构上与蛋氨酸非常相似，导致S-NO-Hcy取代了蛋白质上原有蛋氨酸的位点。内皮细胞中被Hcy修饰的蛋白质50%通过这条新途径形成，50%由HTL修饰途径形成。S-NO-Hcy和Hcy同样对血管内皮具有损伤作用。通常情况下，内皮源性的一氧化氮可与 Hcy 迅速结合，阻止 Hcy 自氧化；S-NO-Hcy 具有扩张血管和抗血小板聚集的作用。当 Hcy 水平增高时，内皮细胞受到损害，不能或减少释放一氧化氮，不能解除 Hcy 的毒性，造成内皮细胞损伤的恶性循环。

此外，Hcy 的巯基与蛋白质分子中半胱氨酸残基的侧链巯基形成稳定的二硫键，导致蛋白质 S- 同型半胱氨酸化而改变靶蛋白的功能。

7. 改善高同型半胱氨酸血症加速动脉粥样硬化进程的策略

Hcy 调节免疫炎症过程而促进动脉粥样硬化的发展，因此抗炎是首先被考虑的治疗策略。目前普遍应用的叶酸及维生素 B_{12} 等药物，除了降低 Hcy 水平起到对心血管的保护作用外，大剂量的叶酸还通过其他抗炎机制而缓解 Hcy 的致病作用。临床上应用 PPAR-γ 激动剂也通过对炎症和免疫的调节作用而抑制 HHcy 的促动脉粥样硬化作用。

动物实验表明，采用单克隆抗体等免疫手段阻断 VCAM-1、E- 选择素、MCP-1 的作用，能显著抑制 HHcy 引起的单核细胞与血管内皮细胞的黏附。另外，在体预先给予 CTLA4-IgG 融合蛋白可降低 HHcy 增加的 T 细胞激活，减小动脉硬化斑块面积，减少炎性细胞的浸润，提示

CTLA-4 融合蛋白可能成为血管慢性炎症治疗的新靶点。目前 CAR-T 介导的细胞免疫治疗在血液肿瘤方面疗效显著。鉴于 T 细胞激活在 HHcy 致病过程中的重要作用，未来很有可能利用 CAR-T 技术对 T 细胞的抗原识别复合体进行改造而达到精准治疗的目的。

炎症免疫贯穿 HHcy 引起动脉粥样硬化的发生和发展全过程。尤其在动脉粥样硬化的始动阶段，炎症免疫起到了更为关键的作用。Hcy 通过多种机制导致细胞的炎症免疫反应，但其细胞内信号转导机制以及不同细胞间的对话机制尚不完全清楚。因此从炎症免疫的角度阐明 Hcy 致动脉粥样硬化的机制，深入研究其具体的介导机制，将为早期防治动脉粥样硬化提供新的理论依据，有利于探索潜在的新的治疗途径。另外，如果将筛查血浆 Hcy 水平作为日常体检的常规检查，则会对心血管疾病，如动脉粥样硬化的发病起到预警的作用。同时应该积极提倡预防为主的策略，长期服用叶酸、维生素 B_6 和维生素 B_{12}，将可能有效降低动脉粥样硬化和并发症的发生率。

参考文献

1. Qin X, Li J, Cui Y, et al. MTHFR C677T and MTR A2756G polymorphisms and the homocysteine lowering efficacy of different doses of

folic acid in hypertensive Chinese adults. Nutr J, 2012, 11:2.

2. Li JP, Huo Y, Liu P. Efficacy and safety of Enalapril-Folate acid tablets in lowering blood pressure and plasma homocysteine. Beijing Da xue Xue bao, 2007, 39(6): 614-618.

3. Zhang D, Xie X, Chen Y, et al.Homocysteine upregulates soluble epoxide hydrolase in vascular endothelium in vitro and in vivo. Circ Res, 2012, 110(6):808-817.

4. Zhang D, Chen Y, Xie X, et al.Homocysteine activates vascular smooth muscle cells by DNA demethylation of platelet-derived growth factor in endothelial cells. J Mol Cell Cardiol, 2012, 53(4):487-496.

5. Zhang D, Jiang X, Fang P, et al. Hyperhomocysteinemia promotes inflammatory monocyte generation and accelerates atherosclerosis in transgenic cystathionine beta-synthase-deficient mice. Circulation, 2009, 120(19):1893-1902.

6. Zhang D, Fang P, Jiang X, et al. Severe hyperhomocysteinemia promotes bone marrow-derived and resident inflammatory monocyte differentiation and atherosclerosis in LDLr/CBS-deficient mice. Circ Res, 2012, 111(1):37-49.

7. Dai J, Wang X, Feng J, et al. Regulatory role of thioredoxin in homocysteine-induced monocyte chemoattractant protein-1 secretion in monocytes/macrophages. FEBS Lett, 2008, 582(28): 3893-3898.

8. Fang P, Zhang D, Cheng Z, et al. Hyperhomocysteinemia potentiates hyperglycemia-induced inflammatory monocyte differentiation and atherosclerosis. Diabetes, 2014, 63(12):4275-4290.

9. Sun W, Pang Y, Liu Z, et al. Macrophage inflammasome mediates

hyperhomocysteinemia-aggravated abdominal aortic aneurysm. J Mol Cell Cardiol, 2015, 81:96-106.

10. Zhang Q, Zeng X, Guo J, et al. Oxidant stress mechanism of homocysteine potentiating Con A-induced proliferation in murine splenic T lymphocytes. Cardiovasc Res, 2002, 53(4):1035-1042.

11. Feng J, Zhang Z, Kong W, et al. Regulatory T cells ameliorate hyperhomocysteinemia-accelerated atherosclerosis in ApoE-/- mice. Cardiovas Res, 2009, 84(1):155-163.

12. Ma K, Lv S, Liu B, et al. CTLA4-IgG ameliorates homocysteine-accelerated atherosclerosis by inhibiting T-cell overactivation in apoE(-/-) mice. Cardiovasc Res, 2013, 97(2):349-359.

13. Zhang Q, Zeng X, Guo J, et al. Effects of homocysteine on murine splenic B lymphocyte proliferation and its signal transduction mechanism. Cardiovasc Res, 2001, 52(2): 328-336.

14. Zeng X, Dai J, Remick DG, et al. Homocysteine mediated expression and secretion of monocyte chemoattractant protein-1 and interleukin-8 in human monocytes. Circ Res, 2003, 93(4): 311-320.

15. Wang G, O K. Homocysteine stimulates the expression of monocyte chemoattractant protein-1 receptor(CCR2)in human monocytes: possible involvement of oxygen free radicals. Biochem J, 2001, 357(Pt1):233-240.

16. Sotiriou SN, Orlova VV, Al-Fakhri N, et al. Lipoprotein(a)in atherosclerotic plaques recruits inflammatory cells through interaction with Mac-1 integrin. FASEB J, 2006, 20(3):559-561.

17. Zeng XK, Remick DG, Wang X. Homocysteine induces production of monocyte chemoattractant protein-1 and interleukin-8 in cultured human

whole blood. Acta Pharmacol Sin, 2004, 25(11):1419-1425.

18. Zhang K, Shen X, Wu J, et al. Endoplasmic reticulum stress activates cleavage of CREBH to induce a systemic inflammatory response. Cell, 2006, 124(3): 587-599.

19. Sibrian-Vazquez M, Escobedo JO, Lim S, et al. Homocystamides promote free-radical and oxidative damage to proteins. Proc Natl Acad Sci USA, 2010, 107(2): 551-554.

20. Jakubowski H. Anti-N-homocysteinylated protein autoantibodies and cardiovascular disease. Clin Chem Lab Med, 2005, 43(10): 1011-1014.

21. Jakubowski H. Translational accuracy of aminoacyl-tRNA synthetases: implications for atherosclerosis. J Nutr, 2001, 131(11): 2983S–2987S.

22. Jacobsen DW, Gatautis VJ, Green R, et al. Total Plasma Homocysteine:The Mediator/Marker Controversy Continues.1994. Clinical Chemistry, 2009, 55(9): 1742-1743.

23. Murthy SN, Obregon DF, Chattergoon NN, et al. Rosiglitazone reduces serum homocysteine levels, smooth muscle proliferation, and intimal hyperplasia in Sprague-Dawley rats fed a high methionine diet. Metabolism, 2005, 54(5): 645-652.

24. Luo Y, Feng J, Xu Q, et al. NSun2 deficiency protects endothelium from inflammation via mRNA methylation of ICAM-1. Circ Res, 2016, 118(6):944-956.

（冯娟　王宪）

同型半胱氨酸、亚甲基四氢叶酸还原酶、叶酸和动脉粥样硬化

叶酸在人体内不能直接产生作用，必须以四氢叶酸（tetrahydrofolate，THF）的活性形式起作用，并以5-甲基四氢叶酸（5-methyl-tetrahydrofolate，5-MTHF）的形式存在于血液中。THF的主要生理功能是：①作为一碳单位的载体提供甲基和参与核酸合成；②参与氨基酸代谢，在甘氨酸与丝氨酸、组氨酸与谷氨酸、同型半胱氨酸与蛋氨酸之间的转化过程中充当一碳单位的载体。叶酸在小肠内吸收后转化成其活性形式THF，THF与一碳单位结合形成亚甲基四氢叶酸，后者参与核酸合成。同时，亚甲基四氢

叶酸在亚甲基四氢叶酸还原酶（methylenetetrahydrofolate reductase，MTHFR）的作用下产生 5-MTHF，5-MTHF 经以维生素 B_{12} 为辅酶的蛋氨酸合成酶催化生成 THF。此外，5-MTHF 与同型半胱氨酸（homocysteine，Hcy）共同合成蛋氨酸，继而转化成 S- 腺苷蛋氨酸，参与机体的 DNA 甲基化反应。

当叶酸摄入不足或者代谢通路受到干扰时，可影响细胞 DNA 正常合成，也可使体内 Hcy 水平升高。血液中高同型半胱氨酸是遗传和环境共同作用的结果：①遗传的作用体现在 Hcy 代谢途径中蛋白质的编码异常，例如胱硫醚 β - 合成酶缺陷会导致非常严重的高同型半胱氨酸血症；又如 MTHFR 基因的第 677 位点上胞嘧啶到胸腺嘧啶的突变（C677T）会导致轻度高同型半胱氨酸血症。②环境的作用则是指每日饮食中叶酸、维生素 B_6 等不同种类维生素的摄入对 Hcy 水平的影响。已进行的观测性研究都认为血液中 Hcy 的浓度和患心血管疾病的风险呈正相关，但是背后的机制却一直没有清晰的诠释。与其相反，多数通过补充维生素降低 Hcy 水平的大规模随机试验却显示，高浓度的 Hcy 可能只是心血管疾病的一个表象而非独立危险因素。下面我们将从病理机制入手，结合近年来各种流行病学研究，探讨叶酸、Hcy 与心血管疾病的相关性这个富有争议的问题。

8. 同型半胱氨酸与心血管疾病风险的探讨

由基因缺陷导致的高同型半胱氨酸血症的患者都有较高的心血管疾病早亡比例。一项对观察性研究的荟萃分析显示，血液中 Hcy 每升高 0.68mg/L（5μmol/L）对心血管疾病风险的影响相当于 19mg/dL（0.5mmol/L）的总胆固醇升高带来的影响。

在观测性研究中，轻度高同型半胱氨酸血症的患者会患有早期冠心病以及反复的动脉和静脉血栓。观测性研究数据显示 Hcy 水平每降低 25% 就会使冠心病减少 11%。高同型半胱氨酸水平与肾衰竭和其他心血管风险因子有关，也有可能反映了已经存在的动脉粥样硬化。事实上，血液 Hcy 的增高可以反映为肾小球滤过率的降低，在慢性肾病患者中根据病情不同高同型半胱氨酸血症的发生率为 36% ～ 89%；在肾脏移植患者中的发生率为 70% ～ 75%；而在慢性肾病晚期的患者中高同型半胱氨酸血症的发生率为 85% ～ 100%。但最近一项包含 11 个试验 10 951 个慢性肾病患者的荟萃分析选取肾小球滤过率替代肌酐水平作为衡量指标，却推翻了使用叶酸降低 Hcy 能保护心血管疾病的发生这一理论，更倾向于认为 Hcy 水平增高只是肾脏功能受损的标志之一。

9. 同型半胱氨酸、亚甲基四氢叶酸还原酶与叶酸

总 Hcy 水平偏高一般是 MTHFR 蛋白编码的常见的 677 位点胞嘧啶到胸腺嘧啶（C → T)突变带来的表象之一。MTHFR 利用叶酸作为底物代谢 Hcy。在欧洲人群中，突变纯合子的发生率大约为 12%。MTHFR 677C → T 突变对 Hcy 水平的影响很可能是通过调整叶酸的水平产生的，当叶酸摄入量很高时，突变对 Hcy 浓度的影响就会降低。同时，补充叶酸对血液中总 Hcy 水平的调控也受 MTHFR 基因型的影响。基因型为 T677 纯合子的人在补充叶酸后血液中 Hcy 水平降低的幅度要远远大于基因型为 CC 的人。

10. 叶酸补充研究：挑战同型半胱氨酸假说

因为叶酸、维生素 B_{12}、维生素 B_6 这些降低血清中 Hcy 浓度的药物方便经济，所以它们成为检验 Hcy 假说的最直接工具。有一些随机临床试验检测有 / 没有心血管疾病的患者服用叶酸对降低总 Hcy 水平的影响，同时有一项

对 37 485 位患者进行的荟萃分析都显示，在为期 5 年的跟踪随访中，发现平均降低 25% 的 Hcy 水平对主要心血管事件并没有意义。一项对另外 4 个随机试验的 Cochrane 系统评价包含了 47 429 个受访者，也没有发现证据证明单独或联合使用维生素 B_6、叶酸或者维生素 B_{12} 降低 Hcy 水平会对心血管事件有保护作用。

但是最近的一项大规模的随机试验显示补充叶酸对脑卒中一级预防有益。中国脑卒中一级预防试验（CSPPT）是一项有 20 702 名成人参加的随机双盲临床试验。受试者患有高血压但是无脑卒中或心肌梗死病史，探索个体基础叶酸水平和 MTHFR 基因型的共同作用。符合条件的受试者按照 MTHFR C677T 的基因型分组（CC，CT，TT），每组随机分配 10mg 依那普利 +0.8mg 叶酸或者单独 10mg 依那普利。在中位数为 4.5 年的摄取中，对比单独服用依那普利的患者，依那普利 - 叶酸组的患者初次脑卒中率有明显降低（一级终点：2.7% 依那普利 - 叶酸组 *vs.* 3.4% 依那普利组，*HR*：0.79，95% *CI*：0.68 ～ 0.93），初次缺血性脑卒中率降低（2.2% 依那普利 - 叶酸组 *vs.* 2.8% 依那普利组，*HR*：0.76，95% *CI*：0.64 ～ 0.91），和混合心血管疾病发生率的降低（3.1% 依那普利 - 叶酸组 *vs.* 3.9% 依那普利组，*HR*：0.80，95% *CI*：0.69 ～ 0.92）。

这个试验的成功可以归功于它的设计区别于其他已往的研究。首先，之前的绝大多数随机试验都是为了心血管事件二级预防设计的，在 CSPPT 中，降低 Hcy 水平可能不会增强阿司匹林和其他预防缺血性心脏病药物的功效。通过叶酸补充试验的分组研究提出了抗凝血药物和叶酸之间作用的假说，因为自始至终叶酸补充都在没有使用过抗凝血类预防药物的个体中显示出更好的治疗效果。非常值得注意的一点在于，与以往的研究不同，在 CSPPT 试验中只有不到 3% 的受试者使用抗凝血药物。其次，这次试验是在叶酸强化计划相对较弱的国家进行的，也就是说受试者的基础叶酸水平较低，这是一项非常重要的考虑因素。最后，以往的研究从来没有把脑卒中当作一级结果。但是有几项以往的试验和元分析把脑卒中包含在二级终点中研究，显示在一级脑卒中预防或者不完全 / 没有叶酸加强计划的地区有明显的效果，能很大程度地降低脑卒中的风险。

正在进行的中国脑卒中二级预防试验（CSSPT），是第一项多中心参与的关于叶酸补充与缺血性脑卒中二级预防的随机试验。该试验针对有高同型半胱氨酸水平并且没有叶酸加强的中国人群。它会检测叶酸补充的有利效果是只对没有心血管病史的个体有效，还是不管个体风险情况如何，基础叶酸水平都是决定治疗效果的一个重要因素。

11. 亚甲基四氢叶酸还原酶多型性，高同型半胱氨酸血症和动脉粥样硬化血栓形成的机制

　　血管内皮是心血管疾病中发生功能紊乱的最主要部位。血管内皮作为血管与血流之间的屏障，其首要的作用是生理屏障功能，具有选择性通透的功能。此外，目前大量研究证实，血管内皮是一个动力器官，对各种生理和体液环境的变化产生反应，可以通过膜受体感知血流动力学和血源性信号的变化。同时通过不同机制和生化信息，合成并分泌多种生物活性物质，主要有血管舒张因子（一氧化氮、前列环素、超极化因子等）、血管收缩因子（内皮素 -1、血栓素 A_2 等），以及内皮细胞生长因子、白细胞介素、血管紧张素 II 等。

　　正常血管内皮主要功能是抑制血管平滑肌收缩、血小板聚集、血管平滑肌细胞增生、白细胞黏附和血栓形成等。血管内皮功能障碍是公认的心血管疾病危险的终点替代指标，有许多危险因素影响内皮功能，例如吸烟、高胆固醇血症、高同型半胱氨酸血症、高血压、糖尿病等。作为一

种经济、低毒、价廉的药物，叶酸改善血管内皮功能、预防心血管疾病的作用已经得到证实。多数研究认为，叶酸改善内皮和心肌细胞的功能是通过降低 Hcy 实现的。因为高同型半胱氨酸可以引起内皮紊乱，通过累积 S- 腺苷同型半胱氨酸抑制蛋白质同型半胱氨酸化和翻译后修饰，增加氧化应激，减少一氧化氮（NO），促进血小板激活等。

MTHFR 基因多型性对于心血管疾病风险的影响，和众多叶酸降低 Hcy 随机试验互相矛盾的结果都提示我们，Hcy 对心血管系统的直接作用可能只是动脉粥样硬化血栓形成中一个次要影响因素。下面就叶酸降低 Hcy 干预心血管疾病的机制作简要的介绍。

（1）叶酸降低同型半胱氨酸水平与表现型 - 基因型相互作用

Hcy 是甲硫氨酸转甲基后生成的中间代谢产物，Hcy 的去路有两条：第一条是在甲硫氨酸合酶催化下，再甲基化形成甲硫氨酸。维生素 B_{12} 是该酶的辅酶，甲基四氢叶酸是甲基的供体。在肝脏中，甜菜碱可供给甲基，使 Hcy 转化为甲硫氨酸；第二条是甲硫氨酸转硫的作用，Hcy 在胱硫醚 β 合成酶以及维生素 B_6 的作用下转变为胱硫醚，再在胱硫醚 γ 裂解酶的作用下转变为半胱氨酸。在 Hcy 代谢途径中，由于酶的缺陷或维生素缺乏，可导致甲硫氨酸代谢发生障碍，Hcy 在血液中蓄积，导致高同型半胱氨酸血症。有报道指出，基因型对于总 Hcy 有修饰作用，因为升高的总 Hcy 水平与冠心病的关系只局限于 MTHFR 677 位点为 C 等位基因的个体。

MTHFR 在一碳循环中充当开关的作用，也就是说 MTHFR 决定了一碳单位是从 MTHF 传递到甲硫氨酸 /S-腺苷甲硫氨酸循环，还是传递到胸苷酸合成。与 TT 基因型关联的较低酶活性会倾向 DNA 合成与细胞分裂这些需要大量化合物甲基化的生理过程。因此会影响心血管疾病的进程。另外一个全新的高血浆 Hcy 和心血管疾病风险的候选预测因子是 FOCM 基因的多型性。FOCM 是唯一的重新合成甲基集团的来源，影响很多生物、表观遗传学通路。所以，除了 MTHFR677C>T 的单核苷酸多态性之外，其他基因的多型性也会对 Hcy 水平和 DNA 甲基化产生重要的影响，从而在同型半胱氨酸 - 心血管疾病的联系中起到一定影响。在一项独立的全基因组关联研究中，FOCM 通路中的 ALDH1L1 基因变异会导致蛋氨酸代谢的改变（通过蛋氨酸负载试验前后总半胱氨酸水平反映），从而与缺血性脑卒中相关。综上，FOCM 通路中基因的序列变化为我们提供了在不同人群（高 / 低蛋氨酸代谢型）中功能性差异的桥梁，同时也为一碳循环和心血管疾病提供了关联。

也有人提出之前过分暴露在高 Hcy 浓度中会对目标器官和基因产生持久的伤害，被称为"同型半胱氨酸记忆作用"。这种作用是表观遗传改变的结果。即使 Hcy 水平已经降下来，仍有持续作用推动心血管并发症发展。正因如此，会削弱心血管疾病患者降低 Hcy 的治疗效果。

（2）血浆中 Hcy 作为生物标志物的探索：目前尚未出现 MTHFR 基因型与细胞内 Hcy 水平的相关研究数据。最近有研究报道，在叶酸补充试验中，当血浆 Hcy 水平降低的时候，细胞内的 Hcy 水平并没有变化。相反的，叶酸有可能通过干扰 S- 腺苷蛋氨酸对 MTHFR 活性的抑制作用，打乱细胞内正常的一碳代谢调控。因此，叶酸对血浆和细胞内 Hcy 的不同影响可能是叶酸补充试验阴性结果的原因之一。

另外，MTHFR 677C-T 多型性除了在血管、血浆 5-MTHF 和血浆总 Hcy 水平上有较强的作用之外，对人体血管总 Hcy 水平的调控似乎较弱。相对于血浆、血管 Hcy，血管 5-MTHF 更像是人血管中内皮细胞一氧化氮合成酶（NOS）和一氧化氮生物有效性的调节因子，因为 5-MTHF 可以保护过氧化亚硝酸盐参与的四氢生物蝶呤（BH_4）氧化。综上，由于血浆和血管壁在调控 Hcy 生物合成通路上为两个独立运行的系统，血浆 Hcy 可能不适合作为治疗动脉粥样硬化血栓的理想靶点。

　　Hcy 与血管内皮功能紊乱的密切联系很大程度上是取决于它对 eNOS 解联的影响。在高同型半胱氨酸血症中观察到不断增加的氧化压力会导致 eNOS 的协同因子 BH_4 氧化。BH_4 与 NO 呈正相关，并且 BH_4 在高同型半胱氨酸血症患者中的水平要明显低于对照组健康人。当 BH_4 的有效性降低时，eNOS 就会从偶联状态（NO 合成）转换为解联状态（过氧化物合成）。除了作为 NOS 的协同因子，BH_4 也是一种有效的自由基清道夫，可以氧化后变成 BH_3。高同型半胱氨酸血症的患者经过抗坏血酸治疗后，可以观察到明显的内皮功能改善。同时抗坏血酸促进 BH_3 回收合成 BH_4。这两点都提示我们，总同型半胱氨酸引起的氧化压力会导致 BH_4 有效性降低、内皮功能紊乱。

　　最近一项假说指出，高同型半胱氨酸血症与心血管疾病风险的联系可以由氧化还原 - 甲基化平衡失调解释。因为高 Hcy 会打乱蛋氨酸 - 同型半胱氨酸循环，所以异常的 Hcy 水平是氧化还原 - 甲基化失衡的体现。衡量高反应性 Hcy 种类（非蛋白质结合）水平可能比检测总 Hcy 水平在临床上能更早预测心血管疾病风险。

　　高同型半胱氨酸血症的危害性很大程度上取决于整体心血管氧化还原状态，氧化应激是活性氧化基的产生（自由基、过氧化物等）和抗氧化防御之间的失衡。内皮功能紊乱是以内源性 NO 生物利用度降低为特征，这是由于大多数心血管危险因素增加了 NO 的氧化降解。抗氧化药（如维生素 C、维生素 E）的治疗可改善冠状动脉疾病的内皮功能紊乱或延迟动脉粥样硬化的发生。通过一系列体外实验，证实叶酸也有抗氧化的潜力。有研究认为 5-MTHF 能通过 2 个过氧化物产生系统来降低过氧化物的产生：黄嘌呤氧化酶 / 次黄嘌呤和 eNOS。一项对 52 例冠心病患者进行的研究叶酸对血管内皮依赖性血管舒张功能（flow-mediated dilation，FMD）、Hcy 和氧化应激的作用的随机交叉试验，结果认为叶酸可提高 FMD，且 FMD 的提高与 Hcy 降低无相关性，而与细胞内过氧化物的降低有关。

（3）个体差异在总同型半胱氨酸水平升高时脂质过氧化和血小板激活过程中的体现：在高同型半胱氨酸血症的患者中血小板激活增强的现象与 Hcy 代谢在动脉粥样硬化血栓形成中扮演的角色相符。Hcy 被认为是通过氧化损伤发挥有害作用的。Hcy 在血浆中自动氧化后产生的活性氧会使内皮细胞膜上和血浆中脂蛋白颗粒中的脂质过氧化。相应的脂质过氧化产物，像 F_2- 异前列烷，就会通过"假扮"凝血烷（thromboxane，TX）受体的配体触发血小板激活。激活后的血小板又可以将 Hcy 代谢为硫化氢（H_2S）。

在高同型半胱氨酸血症的情况下，过量产生的 H_2S 会通过磷酸化 A_2 磷脂酶激活花生四烯酸串联，导致 TXA_2 生成增加。这些数据说明，在携带有 MTHFR C677T 基因的人群中，L-半胱氨酸 $/H_2S$ 通路激活可能是血小板激活增强的潜在机制之一。

这个机制在高血压患者叶酸补充的 CSPPT 试验中也得到了印证。中国脑卒中一级预防试验提供了具有说服力的证据，证明基础叶酸水平是决定叶酸补充治疗在脑卒中预防中是否有效的重要因素。基础叶酸水平处于最低的 25% 的受试者脑卒中风险最高，但叶酸补充治疗的效果也最好。基因型为 TT 的受试者脑卒中风险持续走高的趋势与 MTHFR 次等位基因、F_2-异前列烷和 TXA_2 生物合成呈基因剂量关系相吻合，提示我们固定的叶酸剂量也许不能满足个体之间对叶酸需求的差异。

之前有研究指出，即使是远高于大多数补充试验的日均叶酸摄入量，如 5mg，也不够使患有高同型半胱氨酸血症的受试者的凝血烷生物合成回到正常水平。这提示我们之后的临床研究需要谨慎的剂量设计作为基础。

有很多证据证明血小板激活至少在一定程度上是高同型半胱氨酸对动脉粥样硬化血栓形成的危害的传递者。许多针对没有使用抗凝因子的受试者的补充试验，都记录了叶酸疗法在一级预防中的成功。在针对心血管疾病的预防中，叶酸干预具有潜在益处，尤其是合并有脂代谢紊乱的疾病如糖尿病、家族性高脂血症等。有三种提高叶酸摄入的方法：①增加自然饮食叶酸的摄入量，如富含叶酸的新鲜蔬菜和柑橘水果；②摄入人工合成的叶酸；③推广叶酸强化的食物，如推广强化有叶酸的谷物。但强化叶酸的水平是否影响心血管疾病发生率和病死率有待进一步的研究。

参考文献

1. Clarke R，Daly L，Robinson K，et al. Hyperhomocysteinemia: an independent risk factor for vascular disease. N Engl J Med，1991，324(17)：1149-1155.

2. Ueland PM，Loscalzo J.Homocysteine and cardiovascular risk: the perils of reductionism in a complex system.Clin Chem，2012，58(12)：1623-1625.

3. Homocysteine Studies Collaboration. Homocysteine and risk of ischemic heart disease and stroke: a meta-analysis.JAMA，2002，288(16):2015-2022.

4. Clarke R，Halsey J，Lewington S，et al. Effects of lowering homocysteine levelswith B vitamins on cardiovascular disease，cancer，and cause-specific mortality: meta-analysis of 8 randomized trials involving 37 485 individuals.Arch Intern Med，2010，170(18)：1622-1631.

5. Marti-Carvajal AJ, Sola I, Lathyris D, et al.Homocysteine-lowering interventions for preventing cardiovascular events.Cochrane Database Syst Rev, 2013, 1 : CD006612.

6. Mudd SH, Skovby F, Lew HL, et al.The natural history of homocystinuria due to cystathionine beta-synthase deficiency. Am J Hum Genet, 1985, 37(1) : 1-31.

7. Yap S, Naughten E.Homocysteinemia due to cystathionine β synthase deficiency in Ireland: 25 years experience of newborn screened and treated population with reference to a clinical outcome and biochemical control.J Inherit Metab Dis, 1998, 21(7) : 738-747.

8. Yap S, Boers GH, Wilcken B, et al. Vascular outcome in patients with homocystinuria due to cystathionine-synthase deficiency treated chronically:A multicenter observational study.Arterioscler Thromb Vasc Biol, 2001, 21(12) : 2080-2085.

9. Yap S, Naughten ER, Wilcken B, et al. Vascular complications of severe hyperhomocysteinemia in patients with homocystinuria due to cystathionine beta-synthase deficiency: effects of homocysteine-lowering therapy. Semin Thromb Hemost, 2000, 26(3) : 335-340.

10. Wald DS, Law M, Morris JK, et al. Homocysteine and cardiovascular disease: evidence on causality from a meta-analysis.BMJ, 2002, 325(7374) : 1202.

11. Winkelmayer WC, Kramar R, Curhan GC, et al. Fasting plasma total homocysteine levels and mortality and allograft loss in kidney transplant recipients: a prospective study.J Am Soc Nephrol, 2005, 16(1) ; 255-260.

12. Jardine MJ, Kang A, Zoungas S, et al. The effect of folic acid

based homocysteine lowering on cardiovascular events in people with kidney disease: systematic review and meta-analysis. BMJ, 2012, 344: e3533.

13. Holmes MV, Newcombe P, Hubacek JA, et al. Effect modification by population dietary folate on the association between MTHFR genotype, homocysteine, and stroke risk: a meta-analysis of genetic studies and randomised trials.Lancet, 2011, 378(9791):584-594.

14. Malinow MR, Nieto FJ, Kruger WD, et al.The effects of folic acid supplementation on plasma total homocysteine are modulated by multivitamin use and methylenetetrahydrofolate reductase genotypes. Arterioscler Thromb Vasc Biol, 1997, 17(6):1157-1162.

15. Bonaa KH, Njolstad I, Ueland PM, et al. Homocysteine lowering and cardiovascular events after acute myocardial infarction. N Engl J Med, 2006, 354(15):1578-1588.

16. Lonn E, Yusuf S, Arnold MJ, et al.Homocysteine lowering with folic acid and B vitamins in vascular disease.N Engl J Med, 2006, 354(15): 1567-1577.

17. Toole JF, Malinow MR, Chambless LE, et al. Lowering homocysteine in patients with ischemic stroke to prevent recurrent stroke, myocardial infarction, and death: the Vitamin Intervention for Stroke Prevention(VISP) randomized controlled trial. JAMA, 2004, 291(5):565-575.

18. Ebbing M, Bleie O, Ueland PM, et al. Mortality and cardiovascular events in patients treated with homocysteine-lowering B vitamins after coronary angiography: a randomized controlled trial. J A MA, 2008, 300(7) : 795-804.

19. Study of the Effectiveness of Additional Reductions in Cholesterol

and Homocysteine (SEARCH)Collaborative Group, Armitage JM, Bowman L, et al. Effects of homocysteine-loweringwith folic acid plus vitamin B12 vs placebo on mortality and major morbidity in myocardial infarction survivors: a randomized trial. JAMA, 2010, 303(24): 2486-2494.

20. Wald DS, Morris JK, Wald NJ.Reconciling the evidence on serum homocysteine and ischaemic heart disease: a meta-analysis. PLoS One, 2011, 6(2): e16473.

21. Huo Y, Li J, Qin X, et al. Efficacy of folic acid therapy in primary prevention of stroke among adults with hypertension in China: the CSPPT randomized clinical trial.JAMA, 2015, 313(13): 1325-1335.

22. Saposnik G, Ray JG, Sheridan P, et al.Homocysteine-lowering therapy and stroke risk, severity, and disability: additional findings from the HOPE 2 trial. Stroke, 2009, 40(4): 1365-1372.

23. VITATOPS Trial Study Group.B vitamins in patients with recent transient ischaemic attack or stroke in the VITAmins TO Prevent Stroke(VITATOPS)trial: a randomised, double-blind, parallel, placebo-controlled trial.Lancet Neurol, 2010, 9(9): 855-865.

24. Hankey GJ, Eikelboom JW, Yi Q, et al. Antiplatelet therapy and the effects of B vitamins in patients with previous stroke or transient ischaemic attack: a post-hoc subanalysis of VITATOPS, a randomised, placebo-controlled trial. Lancet Neurol, 2012, 11(6): 512-520.

25. Wang X, Qin X, Demirtas H, et al. Efficacy of folic acid supple-mentation in stroke prevention: a meta-analysis. Lancet, 2007, 369(9576): 1876-1882.

26. Cui R, Iso H, Date C, et al. Dietary folate and vitamin B6 and

050 中国医学临床百家丛书
脑卒中 霍勇 推荐 2016观点

B12 intake in relation to mortality from cardiovascular diseases: Japan collaborative cohort study. Stroke, 2010, 41(6): 1285-1289.

27. Huo Y, Qin X, Wang J, et al. Efficacy of folic acid supplementation in stroke prevention: new insight from a meta-analysis. Int J Clin Pract, 2012, 66(6): 544-551.

28. Liu X, Shi M, Xia F, et al. The China Stroke Secondary Prevention Trial(CSSPT)protocol: a double-blinded, randomized, controlled trial of combined folic acid and B vitamins for secondary prevention of stroke. Int J Stroke, 2015, 10(2):264-268.

29. Wernimont SM, Clark AG, Stover PJ, et al.Folate network genetic variation predicts cardiovascular disease risk in non-Hispanic white males.J Nutr, 2012, 142(7): 1272-1279.

30. Williams SR, Yang Q, Chen F, et al.. Genome-wide meta-analysis of homocysteine and methionine metabolism identifies five one carbon metabolism loci and a novel association of ALDH1L1 with ischemic stroke. PLoS Genet, 2014, 10(3): e1004214.

31. Smith DE, Hornstra JM, Kok RM, et al. Folic acid supplementation does not reduce intracellular homocysteine, andmay disturb intracellular one-carbon metabolism. Clin Chem Lab Med, 2013, 51(8): 1643-1650.

32. He L, Zeng H, Li F, et al.Homocysteine impairs coronary artery endothelial function by inhibiting tetrahydrobiopterin in patients with hyperhomocysteinemia. Am J Physiol Endocrinol Metab, 2010, 299(6): E1061-E1065.

33. Kietadisorn R, Kietselaer BL, Schmidt HH, et al. Role of tetrahy-drobiopterin(BH4)in hyperhomocysteinemia-induced endothelial dysfunction:

new indication for this orphan-drug? Am J Physiol Endocrinol Metab, 2011, 300(6): E1176.

34. Joseph J, Loscalzo J. Methoxistasis: integrating the roles of homocysteine and folic acid in cardiovascular pathobiology. Nutrients, 2013, 5(8): 3235-3256.

35. Chambers JC, McGregor A, Jean-Marie J, et al. Demonstrastion of rapid onset vascular endothelial dysfunction after hyperhomocysteinemia: a effect reversible with vitamin C therapy. Circulation, 1999, 99(9):1156-1160.

36. Verhaar MC, Wever RM, Kastelein JJ, et al. 5-methyltetrahydrofolate the active form of folic acid improves endothelial function in familial hypercholesterolemia. Circulation, 1998, 97(3):237-241.

37. Doshi SN, McDowell IF, Moat SJ, et al. Folate improves endothelial function in coronary artery disease: an effect mediated by reduction of intracellular superoxide?Arterioscle Thromb Vasc Biol, 2001, 21(7):1196-1202.

38. DaviG, Di Minno G, Coppola A, et al. Oxidative stress and platelet activation in homozygous homocystinuria. Circulation, 2001, 104(10): 1124-1128.

39. Dragani A, Falco A, Santilli F, et al. Oxidative stress and platelet activation in subjects with moderate hyperhomocysteinaemia due to MTHFR 677 C → T polymorphism. Thromb Haemost, 2012, 108(3): 533-542.

40. d'Emmanuele di Villa Bianca R, Mitidieri E, Di Minno MN, et al. Hydrogen sulphide pathway contributes to the enhanced human platelet aggregation in hyperhomocysteinemia.Proc Natl Acad Sci USA, 2013,

110(39)：15812-15817.

41. Davì G，Patrono C. Platelet activation and atherothrombosis. N Engl J Med，2007，357(24):2482-2494.

42. Loscalzo J. The oxidant stress of hyperhomocyst(e)inemia.J Clin Invest，1996，98(1)：5-7.

（王婧）

补充叶酸预防婴儿出生缺陷的
最新研究进展

出生缺陷居诸多婴儿死亡原因的第一位。部分出生缺陷患儿即使出生后可以生存，也多患有终身残疾。据世界卫生组织估计，在全球范围内，每33个新出生的婴儿中就有1例出生缺陷患儿，每年与出生缺陷有关的残疾患儿出生人数达320万，并导致27万新生儿死亡。出生缺陷是环境因素、生活方式、遗传和表观遗传效应共同作用的结果，94%的出生缺陷发生在资源匮乏的国家和地区，怀孕妇女营养不良和接触致畸物是常见的病因。神经管缺陷属于严重的出生缺陷，在不同经济发展水平的国家和不同地理环境居住的各类人群中均有发生，全球每年有超过 30 万名神经管缺陷患儿出生。

神经管的发育和闭合通常在受孕后 28 天内完成，胚胎神经嵴细胞生长、分化和迁移过程出现异常即可导致神经管缺陷。无脑畸形和脊柱裂是最常见的、最严重的两种神经管缺陷。无脑畸形是因神经管上部闭合不完全所致，婴儿出生时无颅骨和大脑，通常为死胎或在出生后即死亡。脊柱裂则是保护脊髓的脊柱形成障碍所致，患儿死亡风险比正常婴儿高 10 倍，虽有病例可以存活，但常常伴有严重的终身残疾。美国数据显示，每例脊柱裂患儿生存期直接成本约为 56 万美元，无脑畸形为 5415 美元（死胎或死产），给家庭和社会带来巨大的经济负担。脊柱裂和无脑畸形是两种主要的叶酸可预防的神经管缺陷类型。

12. 补充叶酸预防神经管缺陷的政策及效果评价

1991 年，英国医学研究理事会的一项重要的随机对照试验发现，有神经管缺陷儿生育史的妇女再次怀孕时，如果每天服用 4000μg 叶酸，可减少 70% 的神经管缺陷儿出生；1992 年，匈牙利的另一项在没有神经管缺陷儿生育史的妇女中进行的随机对照研究证实，每天服用 800μg 叶酸能使胎儿神经管缺陷发生率降低 100%。自此，人们开始广泛接受育龄妇女在怀孕前和怀孕后最初几周内摄取足够的叶酸可以预防大部分神经管缺陷的观点。这些研究还提示，单纯通过提高普通膳食叶酸的摄入量几乎不可能达到预防神经管缺陷的有效剂量，只有通过口服含叶酸的维生素或膳食补充剂，或通过叶酸强化食物才有可能达到。这些重要的研究发现促使美国 1991 年提出分娩过神经管缺陷患儿的妇女每天服用 4000μg 叶酸预防神经管缺陷再发，1992 年提出所有准备怀孕的妇女每天服用 400μg 叶酸预防神经管缺陷初发的建议。1996 年，为了确保妇女摄取足够叶酸以预防神经管缺陷，美国成为世界上第一个（其次是加拿大）自愿执行谷物产品叶酸强化政策的国家。1998 年，美国和加拿大率先全面实施了强制性叶酸强化政策。到 2010 年全球先后建立强制性叶酸强化政策的国家达 50 多个，截至 2014 年该数目已上升至 78 个，其中包括北美、南美和大洋洲的国家和布基纳法索、摩洛哥等非洲国家。

　　美国在实施叶酸强化政策后的初始阶段（1999—2000 年）神经管缺陷发生率立即出现下降，且在以后的 15 年（2000—2015 年）一直稳定地保持在低水平。实施叶酸强化政策前后对比，总体的神经管缺陷发生率下降了 35%，每年可减少因这类出生缺陷造成的直接经济损失近 5 亿美元。加拿大和智利的神经管缺陷发生率分别下降了46%和50%。2015年世界卫生组织根据在爱尔兰和中国进行的研究数据分析后提出，人群红细胞叶酸浓度高于906nmol/L（400 ng/L）时，叶酸可预防的神经管缺陷的发生风险可降至最低。有资料显示，强制性叶酸强化政策实施后，加拿大60%～70%人群的红细胞叶酸浓度可以达到该水平。根据这个标准，美国12～49岁女性中绝大多数人发生叶酸可预防的神经管缺陷的风险已降到最低，其中包括部分日常不服用含叶酸膳食补充剂的人。美国、加拿大、智利等国家的经验证实，强制性叶酸强化政策目前仍然是一项成功的公共卫生干预措施。

虽然美国、加拿大、智利、南非、哥斯达黎加等建立了强制性叶酸强化政策的国家，已取得了神经管缺陷发生率大幅下降的显著效果，但在一些神经管缺陷高发地区，如东南亚，目前只有个别国家如尼泊尔和印度尼西亚，建立了强制性叶酸强化面粉的政策；在欧洲，尚无一个国家实施叶酸强化政策。根据Youngblood的估计，全球范围内大约只有25%的叶酸可预防的神经管缺陷得到了有效预防。

目前全球包括中国在内的120多个国家，推行的是建议育龄妇女口服含叶酸补充剂预防神经管缺陷的政策。由于受孕后 4 周内是胚胎中枢神经系统发育的关键期，而妇女通常在受孕后第 5 周才能知道是否怀孕，第一次产前检查多在受孕后第 7 周，故计划怀孕的妇女如不能在怀孕前开始服用叶酸补充剂，则极易错过叶酸保护神经管正常发育的最佳时期。因此，为预防神经管缺陷的发生，各国政府采取了多种措施，对公众进行相关政策及知识的宣传教育，建议并推动育龄妇女在孕前或至少在孕前 3 个月开始服用叶酸补充剂。

近期发表的关于现行预防出生缺陷政策效果的评价结果提示，与叶酸强化政策相比，口服叶酸补充剂预防神经管缺陷政策的实施并未达到预期效果，在有些国家或地区甚至是失败的。英国数据显示，35 ～ 39 岁妇女中于孕前开始服用叶酸补充剂的比例占 40%，而在年龄小于 20 岁的妇女中仅占 6%；排除年龄和人工授精等因素的干扰后发现，孕前开始服用叶酸补充剂的人所占比例从 1999—2001 年的 40% 下降到 2011—2012 年的 28%。英国 1991—2012 年，神经管缺陷患病率几乎没有任何改变。欧洲先天性缺陷监测系统中 19 个国家的数据显示，1991—2011 年，神经管缺陷发生率小幅波动，但未见明显的下降趋势，2011 年神经管缺陷发生率与 1991 年相近。研究结果表明，这些国家多年以来一直推行的围孕期口服叶酸补充政策并

未取得预期效果。一项 2008 年在中国的调查发现，49.7%
被调查的育龄妇女了解叶酸的预防作用，34.6% 的妇女知
道应在怀孕前开始服用叶酸，但有 16.1% 的妇女认为应在
怀孕后开始服用；而实际能够做到每日服用叶酸补充剂的
妇女只占 14.9%，另有 11.8% 的妇女为偶尔服用。中国政
府从 2009 年开始通过妇幼保健系统为全国范围的农村育龄
妇女提供免费叶酸补充剂，并动用大量资源进行叶酸预防
神经管缺陷的公共卫生宣传教育。2012 年在吉林、山西、
山东、安徽、广西和重庆六省市的孕早期妇女抽样调查数
据显示，约 60% 的受试对象了解应该在怀孕前开始服用
叶酸补充剂，11% 的妇女认为应该怀孕后开始服用，另有
29% 的妇女不清楚应该何时开始服用；而在所有被调查对
象中，只有 37% 的妇女在末次月经前（14%）和末次月经
后一个月内（23%）开始服用叶酸补充剂，提示绝大多数
叶酸可预防的神经管缺陷并未得到有效预防（尚未发表数
据）。这些结果提示，需要对现阶段在育龄妇女中推行口服
叶酸补充剂预防神经管缺陷政策的实际效果做进一步评估
和分析，并有必要对相应的措施做出调整。

　　鉴于以下事实：①叶酸可以预防绝大部分脊柱裂和无
脑畸形的发生；②叶酸可预防的脊柱裂和无脑畸形在多个
国家或地区均有流行，并且患病率高于非叶酸可预防的脊

柱裂和无脑畸形的预期患病率（约万分之五）；③强制性叶酸强化政策可有效地降低美国人群叶酸缺乏率和叶酸缺乏性贫血发病率；④ 70 多个国家政府实施强制性叶酸强化政策以降低每年近 6 万孕妇生育叶酸可预防的脊柱裂和无脑畸形儿的风险；⑤虽尚未发现因叶酸强化引起的不良反应，但任何超出美国食品与营养委员会制定的合成叶酸最高可耐受摄入量（1000μg/d）的剂量都将视为具有潜在的危险性；⑥叶酸强化措施具有较高的成本效益，仅在美国 1996—2006 年节省开支近 50 亿美元；⑦目前全球近 120 个国家中，因尚未实施叶酸强化政策，每年仍有 18 万叶酸可预防的脊柱裂和无脑畸形婴儿出生，美国整形外科学会于 2015 年提出建议，即"建议所有国家政府建立强制性叶酸强化政策，推行大麦面粉、玉米粉、大米等食物或原料的集中化生产（但不限于此），向所有成年人每日额外提供至少 150μg 的叶酸"。这是一个全球性的战略计划，其目标是希望在 2024 年前杜绝所有的叶酸可预防的脊柱裂和无脑畸形儿的出生。

尽管目前在已实施叶酸强化政策的国家的神经管缺陷患病率总体上得到了显著降低，并且普遍低于未实施叶酸强化政策的国家，但是，这些国家人群中的某些亚人群的神经管缺陷患病率仍相对较高，因此还需要关注各易感人群的特征（包括曾有神经管缺陷生育史的妇女）、从强化食物中实际摄取的叶酸量及其效果的差异等。例如在美国，补充叶酸的途径有三种，即从叶酸强化谷物产品、从叶酸强化即食麦片和从含有叶酸的膳食补充剂中获取。在实施强制性叶酸强化政策后，美国尚有 22.8% 的人红细胞叶酸水平低于 906nmol/L（400 ng/L）。美国的一项研究发现，28.5% 的育龄妇女日常服用含叶酸的膳食补充剂，近半数妇女（48.4%）以叶酸强化谷物产品为补充叶酸的唯一来源。不服用叶酸补充剂或以强化谷物产品作为补充叶酸唯一来源的妇女，红细胞叶酸水平低于 906nmol/L 者所占比例较大，提示这部分人群可能具有相对较高的生育神经管缺陷儿的风险。此外，美国西班牙裔人群的神经管缺陷发生率在叶酸强化政策实施前后均持续高于其他种族人群，这可能与其叶酸摄入量以及与叶酸代谢相关的遗传背景有关。有数据显示，美国西班牙裔妇女每天通过叶酸强化食物或叶酸补充剂补充的叶酸量高于 400μg 的人群所占比例远低于非西班牙裔妇女；美国有关部门正在考虑增加对玉米糊面粉的叶酸强化措施，强化剂量与现行的谷物面粉的强化剂量相同（140μg/100g），以期望能进一步降低神经管缺陷发生率，估计每年可再减少 40 例神经管缺陷儿的出生。另有数据显示，在实施了叶酸强化政策的国家中，各国的育龄妇女获得的每日叶酸补充量差异也很大，如尼日利亚为 32.8 μg/d，而南非为 736.7 μg/d。目前尚不清楚这些非洲国家开始实施叶酸强化政策后对全球神经管缺陷率变化的影响。

无论是通过食物的叶酸强化还是口服叶酸补充剂的方式，补充叶酸不仅降低了出生人群的神经管缺陷患病率，还降低了人群叶酸缺乏率，并对包括心血管疾病、精神神经性疾病和肿瘤在内的慢性疾病发挥着潜在的影响。

13. 补充叶酸对出生人群的远期健康效应

因母体在孕前及孕期补充叶酸，胎儿在宫内生长发育期间将有可能暴露于高水平叶酸，故补充叶酸对出生人群远期健康的影响逐渐成为近年的研究热点。"人类健康和疾病发生起源"（developmental origins of health and disease, DOHaD）是在动物实验和人群流行病学研究基础上提出来的一个假说。该假说认为出生前（胚胎期）、婴儿期或儿童早期的环境暴露对其生命后期（成年期）的健康状况产生影响。DNA 甲基化的改变可引起表观遗传学的变化，是 DOHaD 假说的理论机制之一，也是关于生命早期营养暴露与生命后期慢性疾病（如心脏病、脑卒中和糖尿病等）

风险之间关系的研究基础。叶酸是机体核酸生物合成的必需因子，叶酸不足可导致细胞增殖障碍、DNA 修复和基因稳定性受损。叶酸以一碳单位形式参与 S- 腺苷蛋氨酸合成，后者则是细胞内甲基化反应的重要甲基供体。围孕期补充的叶酸提高了宫内胚胎所需甲基供体的可用性，从而被认为是影响 DNA 甲基化诸因子中最重要的一个营养素。DNA 甲基化的改变与基因组印迹障碍病、心血管疾病、自身免疫性疾病、神经紊乱和肿瘤有关联。

目前，关于补充叶酸对出生人群远期健康影响的研究数量非常有限。动物实验模型研究结果提示，围孕期补充叶酸对出生后代的肥胖症和胰岛素抵抗具有一定的预防作用，但也有研究得到相反或不确定的结果，反映了关于母体营养状况对后代健康影响这一类研究的复杂性。Yajnik CS 和 Krishnaveni GV 在印度人群中进行的研究发现，孕晚期母体叶酸水平与出生后代在 9.5 岁和 13.5 岁时的胰岛素抵抗风险以及新生儿出生体重呈正相关，提示高叶酸水平虽在孕早期对胎儿发育有益，但在孕晚期有可能会对胎儿出生后代谢功能产生不利的远期影响。但不同人群的流行病学研究结果也不相同，如 Lewis 在英国的研究证实高水平叶酸对出生后代胰岛素抵抗具有预防作用，而 Stewart 在尼泊尔的研究却不能确定两者之间的关联。这些研究结果的差异有可能因所研究人群的维生素 B_{12} 营养状况差异所致，因为即使在叶酸水平充足的情况下，如果维生素 B_{12} 缺乏，也会因甲基辅助因子功能失调，导致细胞内叶酸功能性缺乏。

此外，还有部分研究显示了补充叶酸对出生后代的神经系统发育的影响。有数据表明，孕期母体血浆叶酸水平高，有益于出生后代儿童期认知功能的发展；挪威母婴队列的系列研究证实，围孕期妇女补充叶酸，可以使出生后代 3 岁时儿童严重语言延迟发生率降低 45%，自闭症谱系障碍风险随围孕期母体补充叶酸摄入量的增加而降低，两者之间的关联与母子叶酸代谢基因变异有关，且 3 ～ 10 岁自闭症患病率下降到 0.10%，显著低于不补充叶酸的母亲所生后代的患病率（0.21%）；但美国的队列研究并未观察到出生后代自闭症风险与其母亲围孕期是否服用叶酸补充剂之间存在关联。

如上这些证据，尚不足以用来确立围孕期补充叶酸与出生后代远期代谢性疾病及神经发育状况等之间的因果关系，但为我们今后进行环境与遗传因素的交互作用或其他生物学机制的研究提供了非常有用的思路。DOHaD 假说——特别是关于补充叶酸对出生人群健康的远期效应，需要得到设计严密的、前瞻性的长期随访性研究的验证。

参考文献

1. Center for Disease Control and Prevention(CDC). Update on overall prevalence of major birth defects-Atlanta, Geogia, 1978-2005. MMWR Morb Mortal Wkly Rep, 2008, 57(1):1-5.

2. World Health Organization. Congenital anomalies. Fact sheets, 2015 [2015-12-28]. http://www.who.int/mediacentre/factsheets/fs370/en/.

3. Christianson A, Howson CP, Modell B. March of Dimes Global Report on Birth Defects: The Hidden Toll of Dying and Disabled Children. White Plains: March of Dimes, 2006.

4. Cordero A, Mulinare J, Berry RJ, et al.CDC Grand rounds: additional opportunities to prevent neural tube defects with folic acid fortification. MMWR Morb Mortal Wkly Rep, 2010, 59(31):980-984.

5. Oakeshott P, Hunt GM, Poulton A, et al. Expectation of life and unexpected death in open spina bifida: a 40-year complete, non-selective, longitudinal cohort study. Dev Med Child Neurol, 2010, 52(8):749-753.

6. Kancherla V, Druschel CM, Oakley GP Jr. Population-based study to determine mortality in spina bifida: New York State Congenital Malformations Registry, 1983 to 2006. Birth Defects Res A Clin Mol Teratol, 2014, 100(8):563-575.

7. Wang Y, Hu J, Druschel CM. A retrospective cohort study of mortality among children with birth defects in New York State, 1983-2006. Birth Defects Res A Clin Mol Teratol, 2010, 88(12):1023-1031.

8. Grosse SD, Ouyang L, Collins JS, et al. Economic evaluation of a neural tube defect recurrence-prevention program. Am J Prev Med, 2008,

35(6):572-577.

9. MRC Vitamin Study Research Group. Prevention of neural tube defects: results of the Medical Research Council Vitamin Study. Lancet, 1991, 338(8760):131-137.

10. Czeizel AE, Dudas I. Prevention of the first occurrence of neural-tube defects by periconceptional vitamin supplementation. N Engl J Med, 1992, 327(26):1832-1835.

11. Food Fortification Initiative. Enhancing Grains for Healthier Lives. Country profiles. 2015[2015-12- 28].http://www.ffinetwork.org/country_profiles/index.php.

12. Williams J, Mai CT, Mulinare J, et al. Updated estimates of neural tube defects prevented by mandatory folic Acid fortification - United States, 1995-2011. MMWR Morb Mortal Wkly Rep, 2015, 64(1):1-5.

13. De Wals P, Tairou F, Van Allen MI, et al. Reduction in neural-tube defects after folic acid fortification in Canada. N Engl J Med, 2007, 357(2):135-142.

14. Cortes F, Mellado C, Pardo RA, et al. Wheat flour fortification with folic acid: changes in neural tube defects rates in Chile. Am J Med Genet A, 2012, 158A(8):1885-1890.

15. Daly LE, Kirke PN, Molloy A, et al. Folate levels and neural tube defects. Implications for prevention. JAMA, 1995, 274(21):1698-1702.

16. Crider KS, Devine O, Hao L, et al. Population red blood cell folate concentrations for prevention of neural tube defects: Bayesian model. BMJ, 2014, 349:g4554.

17. Who Health Organization. Guideline: Optimal serum and red blood

cell folate concentrations in women of reproductive age for prevention of neural tube defects. Geneva, 2015.

18. Colapinto CK, Tremblay MS, Aufreiter S, et al. The direction of the difference between Canadian and American erythrocyte folate concentrations is dependent on the assay method employed: a comparison of the Canadian Health Measures Survey and National Health and Nutrition Examination Survey. Br J Nutr, 2014, 112(11):1873-1881.

19. Tinker SC, Hamner HC, Qi YP, et al. U.S. women of childbearing age who are at possible increased risk of a neural tube defect-affected pregnancy due to suboptimal red blood cell folate concentrations, National Health and Nutrition Examination Survey 2007 to 2012. Birth Defects Res A Clin Mol Teratol, 2015, 103(6):517-526.

20. Flour Fortification Initiative. Regional Activity. 2015[2015-12- 28]. http://www.ffinetwork.org/regional_activity/index.php.

21. Youngblood ME, Williamson R, Bell KN, et al. 2012 Update on global prevention of folic acid-preventable spina bifida and anencephaly. Birth Defects Res A Clin Mol Teratol, 2013, 97(10):658-663.

22. Amitai Y, Koren G. The Folic Acid Rescue Strategy: High-Dose Folic Acid Supplementation in Early Pregnancy. JAMA Pediatr, 2015, 169(12):1083-1084.

23. Bestwick JP, Huttly WJ, Morris JK, et al. Prevention of neural tube defects: a cross-sectional study of the uptake of folic acid supplementation in nearly half a million women. PLoS One, 2014, 9(2):e89354.

24. Morris JK, Rankin J, Draper ES, et al. Prevention of neural tube defects in the UK: a missed opportunity. Arch Dis Child, 2015.

25. Khoshnood B, Loane M, de Walle H, et al. Long term trends in prevalence of neural tube defects in Europe: population based study. BMJ, 2015, 351:h5949.

26. Lian H, Ma D, Zhou SF, et al. Knowledge and use of folic acid for birth defect prevention among women of childbearing age in Shanghai, China: a prospective cross-sectional study. Med Sci Monit, 2011, 17(12):PH87-92.

27. Berry A. Focusing on folic acid. Task force organizing to promote consumption of folic acid. AWHONN Lifelines, 1998, 2(4):19-20.

28. Berry RJ, Li Z, Erickson JD, et al. Prevention of neural-tube defects with folic acid in China. China-U.S. Collaborative Project for Neural Tube Defect Prevention. N Engl J Med, 1999, 341(20):1485-1490.

29. Yuskiv N, Andelin CO, Polischuk S, et al. High rates of neural tube defects in Ukraine. Birth Defects Res A Clin Mol Teratol, 2004, 70(6):400-402.

30. Kondo A, Morota N, Ihara S, et al. Risk factors for the occurrence of spina bifida(a case-control study)and the prevalence rate of spina bifida in Japan. Birth Defects Res A Clin Mol Teratol, 2013, 97(9):610-615.

31. Pfeiffer CM, Hughes JP, Lacher DA, et al. Estimation of trends in serum and RBC folate in the U.S. population from pre- to postfortification using assay-adjusted data from the NHANES 1988-2010. J Nutr, 2012, 142(5):886-893.

32. Center for Disease Control and Prevention(CDC). Ten great public health achievements--United States, 2001-2010. MMWR Morb Mortal Wkly Rep, 2011, 60(19):619-623.

33. Odewole OA, Williamson RS, Zakai NA, et al. Near-elimination of folate-deficiency anemia by mandatory folic acid fortification in older US adults: Reasons for Geographic and Racial Differences in Stroke study 2003-2007. Am J Clin Nutr, 2013, 98(4):1042-1047.

34. Smith MA, Lau C. A resolution on folic acid fortification. Birth Defects Res A Clin Mol Teratol, 2015, 103(1):1-2.

35. Atta CA, Fiest KM, Frolkis AD, et al. Global Birth Prevalence of Spina Bifida by Folic Acid Fortification Status: A Systematic Review and Meta-Analysis. Am J Public Health, 2016, 106(1):159.

36. Arth A, Tinker S, Moore C, et al. Supplement use and other characteristics among pregnant women with a previous pregnancy affected by a neural tube defect - United States, 1997-2009. MMWR Morb Mortal Wkly Rep, 2015, 64(1):6-9.

37. Tinker SC, Cogswell ME, Devine O, et al. Folic acid intake among U.S. women aged 15-44 years, National Health and Nutrition Examination Survey, 2003-2006. Am J Prev Med, 2010, 38(5):534-542.

38. Tinker SC, Devine O, Mai C, et al. Estimate of the potential impact of folic acid fortification of corn masa flour on the prevention of neural tube defects. Birth Defects Res A Clin Mol Teratol, 2013, 97(10):649-657.

39. Bird A. DNA methylation patterns and epigenetic memory. Genes Dev, 2002, 16(1):6-21.

40. Callinan PA, Feinberg AP. The emerging science of epigenomics. Hum Mol Genet, 2006, 15 Spec No 1:R95-101.

41. Gluckman PD, Hanson MA, Cooper C, et al. Effect of in utero and early-life conditions on adult health and disease. N Engl J Med, 2008,

359(1):61-73.

42. Kandi V, Vadakedath S. Effect of DNA Methylation in Various Diseases and the Probable Protective Role of Nutrition: A Mini-Review. Cureus, 2015, 7(8):e309.

43. Paulsen M, Ferguson-Smith AC. DNA methylation in genomic imprinting, development, and disease. J Pathol, 2001, 195(1):97-110.

44. Kim M, Long TI, Arakawa K, et al. DNA methylation as a biomarker for cardiovascular disease risk. PLoS One, 2010, 5(3):e9692.

45. Urdinguio RG, Sanchez-Mut JV, Esteller M. Epigenetic mechanisms in neurological diseases: genes, syndromes, and therapies. Lancet Neurol, 2009, 8(11):1056-1072.

46. Esteller M. Aberrant DNA methylation as a cancer-inducing mechanism. Annu Rev Pharmacol Toxicol, 2005, 45:629-656.

47. Xie RH, Liu YJ, Retnakaran R, et al. Maternal folate status and obesity/insulin resistance in the offspring: a systematic review. Int J Obes(Lond), 2016, 40(1):1-9.

48. Yajnik CS, Deshpande SS, Jackson AA, et al. Vitamin B12 and folate concentrations during pregnancy and insulin resistance in the offspring: the Pune Maternal Nutrition Study. Diabetologia, 2008, 51(1):29-38.

49. Krishnaveni GV, Veena SR, Karat SC, et al. Association between maternal folate concentrations during pregnancy and insulin resistance in Indian children. Diabetologia, 2014, 57(1):110-121.

50. Lewis SJ, Leary S, Davey Smith G, et al. Body composition at age 9 years, maternal folate intake during pregnancy and methyltetrahydrofolate reductase(MTHFR)C677T genotype. Br J Nutr,

2009，102(4):493-496.

51. Stewart CP，Christian P，Schulze KJ，et al. Antenatal micronutrient supplementation reduces metabolic syndrome in 6- to 8-year-old children in rural Nepal. J Nutr，2009，139(8):1575-1581.

52. Stewart CP，Christian P，Schulze KJ，et al. Low maternal vitamin B-12 status is associated with offspring insulin resistance regardless of antenatal micronutrient supplementation in rural Nepal. J Nutr，2011，141(10):1912-1917.

53. Mahajan NN，Mahajan KN，Soni RN，et al. Justifying the "Folate trap" in folic acid fortification programs. J Perinat Med，2007，35(3):241-242.

54. Veena SR，Krishnaveni GV，Srinivasan K，et al. Higher maternal plasma folate but not vitamin B-12 concentrations during pregnancy are associated with better cognitive function scores in 9- to 10- year-old children in South India. J Nutr，2010，140(5):1014-1022.

55. Roth C，Magnus P，Schjolberg S，et al. Folic acid supplements in pregnancy and severe language delay in children. JAMA，2011，306(14):1566-1573.

56. Schmidt RJ，Hansen RL，Hartiala J，et al. Prenatal vitamins，one-carbon metabolism gene variants，and risk for autism. Epidemiology，2011，22(4):476-485.

57. Schmidt RJ, Tancredi DJ, Ozonoff S, et al. Maternal periconceptional folic acid intake and risk of autism spectrum disorders and developmental delay in the CHARGE(CHildhood Autism Risks from Genetics and Environment)case-control study. Am J Clin Nutr，2012，96(1):80-89.

58. Suren P, Roth C, Bresnahan M, et al. Association between maternal use of folic acid supplements and risk of autism spectrum disorders in children. JAMA, 2013, 309(6):570-577.

59. Virk J, Liew Z, Olsen J, et al. Preconceptional and prenatal supplementary folic acid and multivitamin intake and autism spectrum disorders. Autism, 2015.

（郝玲）

补充叶酸预防心脑血管疾病的最新研究进展

大量流行病学研究显示，血浆同型半胱氨酸（homocysteine，Hcy）水平升高预示着心脑血管疾病尤其是脑卒中的风险显著增加，Hcy 每升高 5μmol/L，缺血性心脏病风险升高约 32%，脑卒中风险增加约 59%；而 Hcy 每降低 3μmol/L，缺血性心脏病风险降低约 16%，脑卒中风险降低约 24%。叶酸、维生素 B_{12}、维生素 B_6、甜菜碱、胆碱等常被用于降低 Hcy，甜菜碱可降低空腹 Hcy 12% ~ 20%，但甜菜碱和胆碱均对血脂有负面影响。补充叶酸是目前降低 Hcy 最为有效和安全的方法之一，可以合并或不合并使用维生素 B_{12} 或维生素 B_6。

美国和加拿大从 1998 年开始向面粉中添加叶酸，极大地改善了叶酸和 Hcy 的水平，除了使新生儿脊柱裂和无脑畸形的发生率分别下降了 31% 和 16% 之外，脑卒中致死率从 1990—1997 年的每年下降 0.3% 变为每年下降 2.9% (P=0.0005)；加拿大人群脑卒中致死率从 1990—1997 年的每年下降 1.0% 变为每年下降 5.4% ($P < 0.0001$)；而英格兰和威尔士未进行叶酸强化，其同期脑卒中病死率下降速率未见显著变化。该研究结果有力支持了补充叶酸降低脑卒中死亡率的观点（图 1）。截至 2009 年，全球 59 个开展面粉强化强制政策的国家中有 51 个实施了叶酸强化。

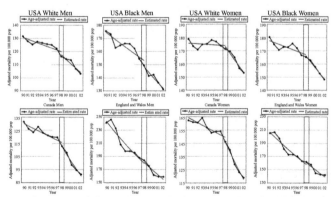

图1　1990-2002 年美国、加拿大、英格兰和威尔士人群脑卒中死亡率变化趋势

（图片来源：Yang Q，Botto LD，Erickson JD，et al. Improvement in stroke mortality in Canada and the United States，1990 to 2002. Circulation，2006，113（10）:1335–1343.）

早在 1996 年，美国流行病学杂志就发表了在中国林县进行的一项随机、双盲、安慰剂对照（randomized Controlled Trial，RCT）临床研究，纳入 3318 例并发食管疾病的患者，随机给予叶酸 0.8mg/d、其他维生素和多种矿物质或者安慰剂治疗，随访 6 年后，治疗组脑血管病死亡率减少 37%（$RR:0.63$，$95\%CI:0.37\sim1.07$），在男性人群中疗效更为明显（$RR:0.42$，$95\%CI:0.20\sim0.93$）。不过，欧美国家在其后进行的三项补充 B 族维生素预防心脑血管疾病的大型 RCT 研究均未得出阳性结论。VISP（Vitamin Intervention for Stroke Prevention）研究入选 3680 例近期发生脑卒中的患者随机接受大剂量或者小剂量的叶酸、维生素 B_6 和维生素 B_{12} 治疗（叶酸 2.5mg，维生素 B_6 25mg 和维生素 B_{12} 0.4mg；叶酸 0.02mg，维生素 B_6 0.2mg 和维生素 B_{12} 0.006mg），随访 24 个月后，Hcy 水平有剂量依赖性的下降，两组患者在主要终点事件（脑卒中发生率）和复合终点事件（再发脑卒中、冠心病和全因死亡率）方面并没有显著差异。HOPE-2（Heart Outcomes Prevention Evaluation）研究入选 5522 例糖尿病并发血管疾病的患者，随机接受叶酸 2.5mg、维生素 B_6 50mg 和维生素 B_{12} 1.0mg 联合治疗或者安慰剂治疗，随访 60 个月，B 族维生素治疗组 Hcy 水平有明显下降（20%），安慰剂组 Hcy 有所上升

（6%），但是两组在复合终点事件（心血管死亡、心肌梗死和脑卒中）方面未见显著性差异。NORVIT（Norwegian Vitamin trial）研究入选 3749 例在近 7 天内新发心肌梗死的患者，随机分配在四个治疗组（第 1 组：叶酸 0.8mg、维生素 B_6 40mg 和维生素 B_{12} 0.4mg 联合治疗组；第 2 组：叶酸和维生素 B_{12} 联合治疗组；第 3 组：单用维生素 B_6 组；第 4 组：安慰剂组），随访 40 个月，结果 3 种维生素联合治疗组和 2 种维生素联合治疗组 Hcy 水平都明显下降（27% 和 24%），但是在复合终点事件（再发心肌梗死、脑卒中和心源性猝死）方面，不论是第 1、第 2 组和第 3、第 4 组相比，还是第 1 组和第 4 组相比都没有显著性差异（$P < 0.05$）。

　　早期补充叶酸进行心脑血管疾病预防的大型 RCT 研究均得出了阴性结果，分析其原因：首先，美国和加拿大从 1998 年开始全面实施面粉强化叶酸政策，而上述研究多是在同一时期开展，叶酸强化改善了居民叶酸水平低而 Hcy 水平高的状况，如 VISP 研究开始时两组患者的 Hcy 差异为 2μmol/L，治疗结束时为 1.5μmol/L，强化叶酸使叶酸极其缺乏人群的比率减少到了 1% 左右，并减少了两组患者之间 Hcy 水平的差异，这可能使最有可能受益的人群比例大大减少。同时，两组 Hcy 水平差异的减少也降低了研究得出阳性结果的统计效力。因此，VISP 研究组后续在将维

生素 B_{12} 吸收不良、干预前已补充维生素 B_{12} 以及并发明显肾功能不全的人群排除之后进行了再分析，结果发现，与小剂量组相比，补充大剂量 B 族维生素使主要心血管事件的发生率降低了 21%（$P = 0.058$）。其次，补充叶酸的效果对不同的临床终点来说可能并不相同，脑卒中风险降低更为明显，如在 HOPE-2 研究中，B 族维生素治疗显著降低脑卒中风险达 25%（HR：0.75，95%CI：0.59 ～ 0.97）。最后，这些研究均是在已经发生心脑血管疾病的患者中观察二级预防的效果，而一级预防的效果如何尚不知道。

2007 年霍勇教授研究团队针对上述问题发表在柳叶刀杂志的荟萃分析结果显示：补充叶酸总体上能够使脑卒中风险下降 18%，在未普及面粉强化叶酸的国家或地区、一级预防、服用叶酸超过 36 个月和 Hcy 降低超过 20% 时脑卒中风险降低的效果更为显著（表 1），说明作为一级预防措施，补充叶酸能够显著降低脑卒中风险，并且明确了最大受益人群，为补充叶酸降低 Hcy 措施用于脑卒中预防提供了高质量的循证医学证据。结果被 2011 年发布的美国脑卒中一级防治指南所引用。

表1 不同亚组人群补充叶酸预防脑卒中效果

	Stroke events/total patients		Relative risk (95% *CI*)	*p* value
	Intervention group	Control group		
Overall	373/8949	405/7892	0.82（0.68～1.00）	0.045
Duration of intervention				
≤36 months	224/4078	193/3015	1.00（0.83～1.21）	0.95
>36 months	149/4871	212/4877	0.71（0.57～0.87）	0.001
Homocysteine lowering				
<20%	179/2325	174/2180	0.89（0.55～1.42）	0.62
≥20%	172/4967	196/4051	0.77（0.63～0.94）	0.012
Grain fortification				
Yes	179/2325	174/2180	0.89（0.55～1.42）	0.62
No	194/6624	231/5712	0.5（0.62～0.91）	0.003
History of stroke				
Yes	152/1827	148/1853	1.04（0.84～1.29）	0.71
No	221/7122	257/6039	0.75（0.62～0.90）	0.002

（表格来源：Wang X，Qin X，Demirtas H，et al. Efficacy of folic acid supplementation in stroke prevention: a meta-analysis. Lancet, 2007, 369（9576）: 1876-1882.）

此后，挪威地区的 WENBIT（Western Norway B Vitamin Intervention Trial）研究虽然因为此前 NORVIT 阴性研究结

果的公布而提前终止，但是，该研究在 38 个月时发现，与未服用叶酸的人群相比，补充叶酸的人群脑卒中发生率有下降的趋势（HR：0.72，95%CI：0.44 ～ 1.17）。因此作者认为：在其研究人群（冠状动脉的双支 / 三支病变、稳定性心绞痛和急性冠状动脉综合征患者）中，使用叶酸进行二级预防虽然未发现明确效果，但是在预防脑卒中方面可能具有更好的疗效。VITATOPS（Vitamins to Prevent Stroke）研究入组 8164 例脑卒中或一过性脑缺血发作患者，随机接受复合维生素（叶酸 2mg，维生素 B_6 25mg 和维生素 B_{12} 0.5mg）或安慰剂治疗，随访约 3.4 年，结果首要终点（脑卒中、心肌梗死和血管性死亡）下降约 9%（RR：0.91，95%CI：0.82 ～ 1.00，P=0.05），血管性死亡显著降低 14%（RR：0.86，95%CI：0.75 ～ 0.99，P=0.04）。SU.FOL.OM3（Supplémentation en Folates et Omega-3）研究共纳入 2501 名有心肌梗死、不稳定心绞痛或缺血性脑卒中的患者，随机给予复合 B 族维生素（N^5- 甲基四氢叶酸 0.56mg，维生素 B_6 3mg 和维生素 B_{12} 20µg）或安慰剂治疗，随访治疗 4.7 年后发现，服用复合 B 族维生素组脑卒中发病风险较安慰剂组显著降低（HR：0.57，95% CI：0.33 ～ 0.97）。 不过，WAFACS（Women's Antioxidant and Folic Acid Cardiovascular Study）和 SEARCH（Study of the Effectiveness of Additional

Reductions in Cholesterol and Homocysteine）研究并未得出阳性结果。

2011 年，48 家国际著名大学和研究所纳入 237 项 MTHFR C677T 基因型研究和 13 项随机双盲对照临床试验进行荟萃分析，再次证实：在未补充叶酸的亚洲人群中，TT 基因型和脑卒中显著相关，但是在摄入叶酸较多或食物中已经添加叶酸的地区如欧洲、美国、澳大利亚和新西兰，这种关系明显减弱，并且存在一定的量效关系。2012 年我们对迄今发表的所有有关补充叶酸报道脑卒中终点的随机对照临床研究进行的荟萃分析显示：总体人群补充叶酸可以降低脑卒中风险 8%（RR：0.92，95%CI：0.86 ～ 1.00，P=0.038）。在未实施谷物强化叶酸地区的人群中补充叶酸可以显著降低脑卒中风险 11%，而在强化叶酸地区未见显著效果，同时还发现，补充叶酸降低脑卒中的效果在较少使用他汀（≤ 80%）的人群中更为显著，达 23%，叶酸剂量在 800mg 及以下即可达到显著的效果（RR：0.75，95%CI：0.60 ～ 0.94，P=0.01）。补充叶酸在降低脑卒中风险的同时不会增加 MI、全因死亡或肿瘤的风险。该结果再次确证了补充叶酸防治脑卒中尤其是在未强化叶酸人群中的显著效果，并且采用新视角分析了不同他汀使用率和叶酸剂量对于补充叶酸效果的影响。（图 2）

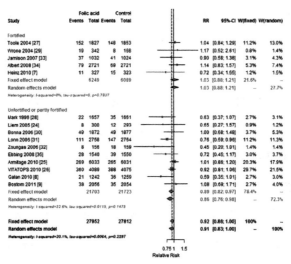

图 2　补充叶酸预防脑卒中的效果在强化和未强化或部分强化叶酸的地区的
差异

（图片来源：Huo Y，Qin X，Wang J，et al. Efficacy of folic acid supplementation in stroke prevention: new insight from a meta-analysis. Int J Clin Pract，2012，66（6）:544-551.）

上述分析表明：叶酸的疗效需要在缺乏叶酸的人群和地区才可以显示出来。从 2008 年开始，霍勇教授团队开展了马来酸依那普利叶酸片（依叶）用于原发性高血压患者脑卒中预防的随机双盲对照研究，即中国脑卒中一级预防研究（CSPPT），比较依叶干预组和依那普利对照组脑卒中及其他心脑血管事件的发生率，并分析 MTHFR C677T 基因多态性对各种终点事件风险以及对药物疗效的预测作用，目前主要结果已经发表于 JAMA 杂志，在 20 702 例无脑卒中或心肌梗死病史的中国高血压患者中证实：依叶较依那普利可使首发脑卒中的发生率明显下降 21%（HR : 0.79，95%CI : 0.68 ～ 0.93），缺血性脑卒中和复合心血管事件（包含心血管死亡、心肌梗死和脑卒中）发生风险亦显著下降，达 24% 和 20%。在 JAMA 杂志同期述评中，哈佛大学资深流行病学家和营养学家均对本研究给予了高度的评价，认为 CSPPT 是精准医学的代表之作，最终揭示了以往补充叶酸研究结果不一致的原因，不仅对中国而且对全世界脑卒中的预防都具有重要的意义。根据 CSPPT 的研究结果，在我国现有的缺乏叶酸的营养状况下，对所有的高血压患者而言，补充叶酸应作为脑卒中一级预防的策略，尤其在脑卒中高发的北方地区，而 CSPPT 所采用的降压药物中添加叶酸的措施在我国高血压患者中是切实可行的，可以保证依从性和固定剂量。

综上所述，从最初发现 Hcy 升高可以导致动脉粥样硬化，到应用叶酸等 B 族维生素进行治疗降低 Hcy 水平，从而验证是否可以降低动脉粥样硬化性心脑血管疾病，再到发现在未强化叶酸的地区人群中补充叶酸进行脑卒中一级预防的显著效果，前后经历半个多世纪，最终在中国人群中的重要发现提示我们，任何临床研究均应考虑到中西人群差异，要结合我国人群特点进行解释和剖析方可得出符合我国临床实际的重要结论。

参考文献

1. Wald DS, Law M, Morris JK. Homocysteine and cardiovascular disease: evidence on causality from a meta-analysis. BMJ, 2002, 325(7374): 1202-1206.

2. Yang Q, Botto LD, Erickson JD, et al. Improvement in stroke mortality in Canada and the United States, 1990 to 2002. Circulation, 2006, 113(10): 1335-1343.

3. Mark SD, Wang W, Fraumeni JF, et al. Lowered risks of hypertension and cerebrovascular disease after vitamin/mineral supplementation: the linxian nutrition intervention. Am J Epidemiol, 1996, 143(7): 658-664.

4. Toole JF, Malinow MR, Chambless LE, et al. Lowering homocysteine in patients with ischemic stroke to prevent recurrent stroke, myocardial infarction, and death: the Vitamin Intervention for Stroke Prevention(VISP) randomized controlled trial. JAMA, 2004, 291(5): 565-575.

5. Lonn E, Yusuf S, Arnold MJ, et al. Homocysteine lowering with folic acid and B vitamins in vascular disease. N Engl J Med, 2006, 354(15): 1567–1577.

6. Bonaa, KH, Njølstad I, Ueland PM, et al. Homocysteine lowering and cardiovascular events after acute myocardial infarction. N Engl J Med,

2006，354(15): 1578-1588.

7. Spence JD，Bang H，Chambless LE，et al. Vitamin Intervention For Stroke Prevention trial: an efficacy analysis. Stroke，2005，36(11):2404-2409.

8. Saposnik G，Ray JG，Sheridan P，et al. Homocysteine-lowering therapy and stroke risk，severity，and disability: additional findings from the HOPE 2 trial. Stroke，2009，40(4):1365-1372.

9. Wang X，Qin X，Demirtas H，et al. Efficacy of folic acid supplementation in stroke prevention: a meta-analysis. Lancet，2007，369(9576): 1876-1882.

10. Goldstein LB，Bushnell CD，Adams RJ，et al. Guidelines for the primary prevention of stroke: A guideline for healthcare professionals from the american heart association/american stroke association. Stroke，2011，42(2): 517-584.

11. Ebbing M，Bleie Ø，Ueland PM，et al. Mortality and cardiovascular events in patients treated with homocysteine-lowering B vitamins after coronary angiography: a randomized controlled trial. JAMA，2008，300(7): 795-804.

12. VITATOPS Trial Study Group. B vitamins in patients with recent transient ischaemic attack or stroke in the VITAmins TO Prevent Stroke(VITATOPS)trial: a randomised，double-blind，parallel，placebo-controlled trial. Lancet Neurol，2010，9(9): 855-865.

13. Galan P，Kesse-Guyot E，Czernichow S，et al. Effects of B vitamins and omega 3 fatty acids on cardiovascular diseases: a randomised placebo controlled trial. BMJ，2010，341: c6273.

14. Albert CM，Cook NR，Gaziano JM，et al. Effect of folic acid and

B vitamins on risk of cardiovascular events and total mortality among women at high risk for cardiovascular disease: a randomized trial. JAMA, 2008, 299(17):2027-2036.

15. Study of the Effectiveness of Additional Reductions in Cholesterol and Homocysteine(SEARCH)Collaborative Group, Armitage JM, Bowman L, et al. Effects of homocysteine-lowering with folic acid plus vitamin B12 vs placebo on mortality and major morbidity in myocardial infarction survivors: a randomized trial. JAMA, 2010, 303(24):2486-2494.

16. Holmes MV, Newcombe P, Hubacek JA, et al. Effect modification by population dietary folate on the association between MTHFR genotype, homocysteine, and stroke risk: a meta-analysis of genetic studies and randomised trials. Lancet, 2011, 378(9791):584-594.

17. Huo Y, Qin X, Wang J, et al. Efficacy of folic acid supplementation in stroke prevention: new insight from a meta-analysis. Int J Clin Pract, 2012, 66(6):544-551.

18. Huo Y, Li J, Qin X, et al ; CSPPT Investigators. Efficacy of folic acid therapy in primary prevention of stroke among adults with hypertension in China: the CSPPT randomized clinical trial. JAMA, 2015, 313(13):1325-1335.

19. Stampfer M, Willett W. Folate supplements for stroke prevention: targeted trial trumps the rest. JAMA, 2015, 313(13):1321-1322.

（范芳芳）

叶酸与癌症：随机、对照临床研究结果解析

叶酸又名维生素 B_9，是人体必需的一种微量营养素。人体自身不能合成，必须通过外源性摄取。富含叶酸的食物包括肝脏、绿叶蔬菜、豆类、柑橘类水果、谷类等，食物叶酸主要是多聚谷氨酸形式。食物的制备和烹调会造成其叶酸的流失，尤其在煮沸时损失更大。正常饮食摄入很难获取每日 0.4mg 以上的叶酸（例如需每日摄入 1.2kg 以上的柑橘类水果）。事实上，欧洲人群每日摄入叶酸量男性仅 197 ～ 235μg，女性仅 168 ～ 214μg。叶酸对人体健康有重要作用，膳食叶酸缺乏和叶酸代谢过程中酶类缺陷的

危害性引发了大量的关于叶酸补充对相关疾病影响的研究。

为了确保孕龄期妇女摄取足够叶酸，以预防神经管畸形出生缺陷（Neural tube defect，NTD），美国和加拿大分别于 1996 年和 1997 年开始在全国实施自愿谷物强化叶酸政策，并于 1998 年转化为强制措施；迄今已有超过 50 个国家实施了强制性面粉强化叶酸项目。强制性叶酸强化措施，增加了人群叶酸总摄入量，提高了血液中叶酸平均浓度，有效降低了 NTDs 发生率。同时，有研究表明补充叶酸在预防心脑血管疾病和老年认知能力下降等方面具有保护效应。尽管既往大部分在美国强化叶酸之前进行的观察性研究均表明低叶酸状态增加恶性肿瘤风险，增加叶酸摄入可以降低恶性肿瘤风险，但干预性研究的结论不一。一些研究表明补充合成叶酸有可能升高恶性肿瘤的风险。一项生态学研究结果提示，美国、加拿大结直肠癌发生率的下降趋势在强化叶酸后出现了逆转。美国结直肠癌发生率从 1996 年开始上升，加拿大从 1998 年开始上升，并分别在 1998 年和 2000 年达到峰值。

14. 叶酸与肿瘤关联的机制探讨

叶酸参与的代谢过程广泛，包括核苷酸的合成及甲基化循环（图 3）。同型半胱氨酸再甲基化形成蛋氨酸，进一步生成 S- 腺苷甲硫氨酸（S- adenosylmethionine，SAM），SAM 是大量细胞反应的甲基供体，包括 DNA 的甲基化、神经递质、膜磷脂和肌酸的合成等。5，10- 亚甲基四氢叶酸作为一碳单位供体参与胸苷酸合成酶催化的脱氧尿嘧啶核苷酸（dUMP）向脱氧胸腺嘧啶核苷酸（dTMP）的转化；同时，也可以被氧化为甲酰基四氢叶酸，参与嘌呤的从头合成。

叶酸介导的一碳代谢可能通过 DNA 甲基化与 DNA 合成，在遗传和表观遗传水平影响癌症的发生与发展。癌症中全基因组低甲基化非常普遍，同时，叶酸水平不足将使 dUMP/dTMP 比例上升，导致尿嘧啶错掺进 DNA 的情况增加。

亚甲基四氢叶酸还原酶（methylenetetrahydrofolate reductase，MTHFR）催化 5，10- 亚甲基四氢叶酸不可逆还原为 5- 甲基四氢叶酸，是联系核苷酸合成与甲基化循环的关键枢纽。MTHFR 677 C → T 的突变造成酶不耐热且活性降低，677TT 基因型的酶活性仅为 677CC 基因型酶活性的 30% ～ 40%。酶活性的下降可以改变不同叶酸形式的分布，导致 5- 甲基四氢叶酸水平的下降和 5，10- 亚甲基四氢叶酸水平的增加。5，10- 亚甲基四氢叶酸可以保证更为充足的嘌呤和胸苷酸的供应，为 DNA 合成和修复创造条件，这可能是 TT 基因型癌症风险降低的机制之一。然而如果叶酸水平进一步降低，将会引起 SAM 的降低从而影响 DNA 的甲基化，进而 TT 基因型的保护作用会消失。

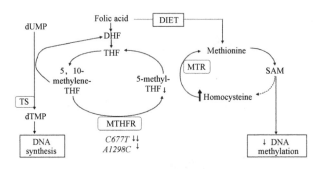

图3　叶酸代谢简图

注：Methionine：蛋氨酸，SAM：S- 腺苷蛋氨酸，Homocysteine：同型半胱氨酸，Folic acid：叶酸，THF：四氢叶酸，5，10-methylene-THF：5，10- 亚甲基四氢叶酸，MTHFR：亚甲基四氢叶酸还原酶，5-methyl-THF：5- 甲基四氢叶酸，MTR：蛋氨酸合成酶，dUMP：脱氧尿嘧啶核苷酸，dTMP：脱氧胸腺嘧啶核苷酸，TS：胸苷酸合成酶。

（图片来源：Boccia S，Hung R，Ricciardi G，et al. Meta- and pooled analyses of the methylenetetrahydrofolate reductase C677T and A1298C polymorphisms and gastric cancer risk: a huge-GSEC review. Am J Epidemiol，2008，167（5）:505-516.）

15. 补充叶酸对肿瘤风险影响的临床研究

目前已有多项考察补充叶酸对恶性肿瘤风险的临床研究（表2），但是结论不一，现就主要研究介绍如下：

HOPE-2（The Heart Outcomes Prevention Evaluation） 研究在加拿大、美国和瑞典等国家共纳入 5522 名 55 岁及以上的心脑血管疾病或糖尿病患者，随机给予复合 B 族维生素（2.5mg 叶酸，50 mg 维生素 B_6 和 1mg 维生素 B_{12}）或安慰剂，每日一次，口服，平均随访治疗 5 年。结果未见补充叶酸对总体癌症（HR：1.06，95%CI：0.91 ～ 1.23，P=0.47）、结肠癌（HR：1.36，95%CI：0.89 ～ 2.08，P=0.16）、肺癌（HR：1.16，95%CI：0.78 ～ 1.73，P=0.47）、乳腺癌（HR：1.11，95%CI：0.47 ～ 2.61，P=0.81）、前列腺癌（HR：1.21，95%CI：0.86 ～ 1.72，P=0.28）及黑色素瘤（HR：0.42，95%CI：0.15 ～ 1.19，P=0.10）的显著影响。

阿司匹林 - 叶酸息肉研究纳入 1021 例近期有结直肠腺瘤病史的受试者，随机给予叶酸（1mg）或安慰剂，每日一次，口服。在前 3 年随访期组间无明显差异，然而在 3 ～ 5 年随访期，叶酸干预组增加了发生至少 1 个进展期病变的风险（RR：1.67，95%CI：1.00 ～ 2.80，P=0.05）；同时，叶酸干预与发生 3 个或以上腺瘤（RR：2.32，95%CI：1.23 ～ 4.35，P=0.05）及非结肠直肠癌（P=0.02）的风险增加显著相关。

WAFACS（The Women's Antioxidant and Folic Acid Cardiovascular Study ）研究纳入 5442 名 42 岁及以上的有

心脑血管病史或伴有 3 个以上冠心病危险因素的女性受试者。随机给予复合 B 族维生素 (2.5mg 叶酸，50 mg 维生素 B_6 和 1mg 维生素 B_{12}) 或安慰剂，每日一次，口服，平均随访治疗 7.3 年。结果表明，补充叶酸对总体癌症发生 (HR：0.97，95%CI：0.79 ～ 1.18，P=0.75)、癌症死亡 (HR：0.82，95%CI：0.56 ～ 1.21，P=0.32)和乳腺癌发生 (HR：0.83，95%CI：0.60 ～ 1.14，P=0.24) 的风险均无显著影响。然而，≥ 65 岁的人群补充叶酸可以显著降低总体癌症 (HR：0.75，95%CI：0.57 ～ 0.99，P=0.05) 和乳腺癌 (HR：0.62，95%CI：0.40 ～ 0.98，P=0.04) 发生的风险。

VITATOPS (VITAmins TO Prevent Stroke) 研究纳入 8164 例有脑卒中或者短暂性脑缺血发作的受试者。随机给予复合 B 族维生素 (2mg 叶酸，25 mg 维生素 B_6 和 0.5mg 维生素 B_{12}) 或安慰剂，每日一次，口服，平均随访治疗 3.4 年。结果表明，叶酸干预与安慰剂比较对总体癌症发生 (RR：0.86，95%CI：0.70 ～ 1.07) 或癌症死亡 (RR：1.09，95%CI：0.81 ～ 1.46) 均无明显影响。然而，叶酸补充在糖尿病人群可以显著升高癌症风险 (RR：2.21，95%CI：1.31 ～ 3.73)；在无糖尿病人群可以显著降低癌症风险 (RR：0.67，95%CI：0.51 ～ 0.87)。

表 2　Baseline Characteristics of Individual Trials

Data Source	Total Subjects	Preexistent diseases	Design	Active Treatment	Duration of Intervention (month)	Outcomes
Toole 2004	3680	Stroke	DB	Folic acid 2.5mg/d and vitamins B_6 and B_{12}	24	Total cancer incidence
Bonaa 2006	3749	MI	DB	Folic acid 0.8mg/d and vitamins B_{12} with or without B_6	36	Total cancer incidence
Hodis 2006	506	tHcy > 8.5μmol/ L	DB, PC	Folic acid 5mg/d and vitamins B_6 and B_{12}	37.2	Total cancer incidence
Jamison 2007	2056	ESRD or ACKD	DB, PC	Folic acid 40mg/d and vitamins B_6 and B_{12}	38	Total cancer incidence
Lonn 2006	5522	Vascular disease or Diabetes	DB, PC	Folic acid 2.5mg/d and vitamins B_6 and B_{12}	60	Total and site-specific cancer incidence and mortality

续表

Data Source	Total Subjects	Preexistent diseases	Design	Active Treatment	Duration of Intervention (month)	Outcomes
Righetti 2006	88	ESRD	OL	Folic acid 5mg/ or 5mg/every day and vitamins B_6 and B_{12}	29	Total cancer mortality
Cole 2007	1021	Colorectal adenoma	DB, PC	Folic acid 1 mg/d	75	Total and site-specific cancer incidence
Ebbing 2008	3090	CHD and/or Aortic valve stenosis	DB	Folic acid 0.8mg/d and vitamins B_{12} with or without B_6	38	Total cancer incidence
Logan 2008	939	Colorectal adenoma	DB	Folic acid 0.5 mg/d	36	Total and site-specific cancer incidence

续表

Data Source	Total Subjects	Preexistent diseases	Design	Active Treatment	Duration of Intervention (month)	Outcomes
Zhang 2008	5442	CVD or multiple risk factors	DB, PC	Folic acid 2.5mg/d and vitamins B_6 and B_{12}	88	Total and site-specific cancer incidence and mortality
Wu 2009	672	Colorectal adenoma	DB, PC	Folic acid 1 mg/d	64	Total and site-specific cancer incidence
Heinz 2010	650	ESRD	DB	Folic acid 5 mg, 3 times/w and vitamins B_6 and B_{12}	24	Total cancer mortality
Armitage 2010	12064	MI	DB, PC	Folic acid 2 mg/d and vitamins B_{12}	80	Total and site-specific cancer incidence and mortality

续表

Data Source	Total Subjects	Preexistent diseases	Design	Active Treatment	Duration of Intervention (month)	Outcomes
Andreeva 2012	2501	CHD or Stroke	DB, PC	5-MTHF[#] 560 μg/d and vitamins B_6 and B_{12}	56	Total cancer incidence
Hankey 2012	8164	Stroke or TIA	DB, PC	Folic acid 2 mg/d and vitamins B_6 and B_{12}	41	Total and site-specific cancer incidence and mortality

ACKD: Advanced chronic kidney diseases; CHD: coronary heart disease; CVD: cardiovascular disease; DB: double-blind; ESRD: End stage renal disease; MI: Myocardial infarction; TIA: Transient ischemic attack; NR: Not reported; PC: placebo-controlled; OL: open-label.

（表格来源：Qin X, Cui Y, Shen L, et al. Folic acid supplementation and cancer risk: A meta-analysis of randomized controlled trials. Int J Cancer, 2013, 133（5）:1033-1041.）

16. 补充叶酸对肿瘤风险影响临床研究的荟萃分析结果

荟萃分析可以评估某种干预策略在总人群的疗效，探讨疗效的影响因素，形成后续研究的科学假设。

2013 年我们对所有已发表的考察补充叶酸对肿瘤影响的随机、对照临床研究进行了荟萃分析，结果表明：未见补充叶酸对总体癌症（13 trials，n=49 406，RR：1.05，95% CI：0.99 ～ 1.11，P=0.13）、直肠结肠癌（7 trials，n=33 824，RR：1.01，95%CI：0.82 ～ 1.23，P=0.95）、其他胃肠道癌症（2 trials，n=20 228，RR：1.00，95% CI：0.75 ～ 1.33，P=0.99）、前列腺癌（5 trials，n=27 065，RR：1.17，95% CI：0.84 ～ 1.62，P=0.35），其他泌尿生殖系统癌症（2 trials，n=20 228，RR：0.97，95% CI：0.75 ～ 1.27，P=0.84），肺癌（5 trials，n=31 864，RR：1.00，95% CI：0.84 ～ 1.21，P=0.97），乳腺癌（4 trials，n=19 800，RR：0.82，95% CI：0.63 ～ 1.07，P=0.15），血液癌（3 trials，n=25 670，RR：0.87，95% CI：0.64 ～ 1.17，P=0.35）及总体肿瘤死亡（6 trials，n=31 930，RR：1.02，95% CI：0.90 ～ 1.15，P=0.81）的风险有显著影响。然而，补充叶酸可以显著降低黑色素瘤的风险（3 trials，n=19 128，RR：0.47，95% CI：0.23 ～ 0.94，P=0.03）（表 3）

进一步分析中，在基线使用降脂药比例较高的研究（＞60%，*RR*：1.10，95% *CI*：1.00～1.20，*P*=0.04）或者高血压患病率较低（≤70%，*RR*：1.08，95% *CI*：1.00～1.16，*P*=0.057）的研究中，补充叶酸显著升高总体癌症发生风险。然而，抗血小板药物使用、干预周期、吸烟、叶酸强化与基线糖尿病状态等未对叶酸补充与癌症的关联有明显影响（表3）。

我们研究发表后，在 Lancet 上发表的一项研究进一步证实了我们的结果（13 trials，*n*=49 621，*RR*：1.06，95% *CI*：0.99～1.13）。

然而，上述所有研究均在欧美人群中进行，尚未有在亚洲低叶酸人群中进行的类似研究；同时上述研究均入组已确诊腺瘤或心脑血管疾病的人群，存在多种混杂因素，补充叶酸在一般人群对癌症新发的影响尚不明确。中国脑卒中一级预防研究癌症终点的进一步分析将会提供进一步的答案。

表3 Risk of cancer incidence for folic acid treatment vs. control in subgroup analysis by pertinent factors

Stratification Variables	Cancer events/Total Subjects		RR（95%CI）	P-value
	Active Group	Control Group		
Cancer subtypes				
Colorectal cancer	184/16925	183/16899	1.01（0.82～1.23）	0.95
Other gastrointestinal cancer	95/10122	95/10106	1.00（0.75～1.33）	0.99
Prostate cancer	275/13545	233/13520	1.17（0.84～1.62）	0.35
Other genitourinary cancer	107/10122	110/10106	0.97（0.75～1.27）	0.84
Lung cancer	224/15939	223/15925	1.00（0.84～1.21）	0.97
Brest cancer	96/9906	117/9894	0.82（0.63～1.07）	0.15
Melanoma	12/9568	26/9560	0.47（0.23～0.94）	0.03
Hematological malignancy	79/12843	91/12827	0.87（0.64～1.17）	0.35
Percent use of lipid-lowering drugs				
≤ 60%，low median	791/10854	806/10836	0.98（0.89～1.08）	0.73
> 60%，high median	936/10687	853/10717	1.10（1.00～1.20）	0.04
Percent use of antiplatelet agents				
≤ 70%，low median	347/5077	337/5053	1.04（0.87～1.25）	0.67
> 70%，high median	1459/17534	1380/17556	1.06（0.98～1.15）	0.14
Intervention duration				
≤ 42 months，low median	516/11084	516/11100	1.00（0.89～1.13）	0.99

续表

| Stratification Variables | Cancer events/Total Subjects | | RR（95%CI） | P-value |
	Active Group	Control Group		
＞42 months, high median	1398/13608	1311/13614	1.07（0.99～1.15）	0.08
Male, %				
≤70%, low median	555/10215	562/10209	0.99（0.88～1.11）	0.86
＞70%, high median	1359/14477	1265/14505	1.07（1.00～1.16）	0.052
Smoking, %				
≤15%, low median	1357/13346	1290/13361	1.05（0.98～1.13）	0.16
＞15%, high median	543/10876	524/10884	1.07（0.90～1.26）	0.43
Diabetes, %				
≤25%, low median	1194/16255	1152/16254	1.03（0.94～1.14）	0.51
＞25%, high median	515/5617	507/5641	1.02（0.91～1.15）	0.73
Hypertension, %				
≤70%, low median	1200/12203	1113/12222	1.08（1.00～1.16）	0.057
＞70%, high median	509/9669	546/9673	0.93（0.83～1.05）	0.25

（表格来源：Qin X, Cui Y, Shen L, et al. Folic acid supplementation and cancer risk: A meta-analysis of randomized controlled trials. Int J Cancer, 2013, 133（5）:1033-1041.）

叶酸在核苷酸合成与 DNA 甲基化中有核心作用，而核苷酸合成和 DNA 修复异常、DNA 甲基化异常是癌变过程中最常见的通路，因而这两条途径最有可能解释叶酸与癌症的关联。然而，目前临床研究并未就叶酸补充与肿瘤发生的关系给出明确结论，尚需考虑的因素包括：干预时处于肿瘤发展的哪一个阶段、肿瘤亚型、研究人群基线叶酸水平、研究干预时间、叶酸干预剂量、人群合并用药和合并疾病、研究人群关键基因的多态性、遗传与环境的协同作用等。目前一般认为，叶酸补充在恶性肿瘤发生发展中可能具有双刃剑效应：在低叶酸水平健康人群适宜剂量的叶酸补充具有预防肿瘤作用，但在肿瘤发展后期大剂量补充反而可能促进其发展。

总之，叶酸补充不是剂量越大越好，进一步了解叶酸补充在肿瘤发生发展中的多重效应有助于我们更科学地提出健康指导建议，在群体水平进行癌症的早期预防，减轻我国当前沉重的癌症负担，促进人群整体健康。

参考文献

1. De Bree A, van Dusseldorp M, Brouwer IA, et al. Folate intake in Europe: recommended, actual and desired intake. Eur J Clin Nutr, 1997, 51(10):643-660.

2. Centers for Disease Control and Prevention(CDC). Trends in wheat-flour fortification with folic acid and iron-Worldwide, 2004 and 2007. MMWR Morb Mortal Wkly Rep, 2008, 57(1):8-10.

3. De Wals P, Tairou F, Van Allen MI, et al. Reduction in neural-tube defects after folic acid fortification in Canada. N Engl J Med, 2007, 357(2):135-142.

4. Honein MA, Paulozzi LJ, Mathews TJ, et al. Impact of folic acid fortification of the US food supply on the occurrence of neural tube defects. JAMA, 2001, 285(23):2981-2986.

5. Wang X, Qin X, Demirtas H, et al. Efficacy of folic acid supplementation in stroke prevention: a meta-analysis. Lancet, 2007, 369(9576): 1876-1882.

6. Huo Y, Qin X, Wang J, et al. Efficacy of Folic Acid Supplementation in Stroke Prevention: New Insight from a Meta-analysis. Int J Clin Pract, 2012, 66(6):544-551.

7. Qin X, Huo Y, Langman CB, et al. Folic acid therapy and cardiovascular disease in ESRD or Advanced Chronic Kidney Disease: A Meta-Analysis. Clin J Am Soc Nephrol, 2011, 6(3): 482-488.

8. Qin X, Xu M, Zhang Y, et al. Effect of Folic Acid Supplementation on the Progression of Carotid Intima-Media Thickness: A Meta-Analysis of Randomized Controlled Trials. Atherosclerosis, 2012, 222(2):307-313.

9. Durga J, van Boxtel MP, Schouten EG, et al. Effect of 3-year folic acid supplementation on cognitive function in older adults in the FACIT trial: a randomised, double blind, controlled trial. Lancet, 2007, 369(9557):208-216.

10. Mason JB, Dickstein A, Jacques PF, et al. A temporal association between folic acid fortification and an increase in colorectal cancer rates may be illuminating important biological principles: a hypothesis. Cancer Epidemiol Biomarkers Prev, 2007, 16(7):1325-1329.

11. Boccia S, Hung R, Ricciardi G, et al. Meta- and pooled analyses of the methylenetetrahydrofolate reductase C677T and A1298C polymorphisms and gastric cancer risk: a huge-GSEC review. Am J Epidemiol, 2008, 167(5):505-516.

12. Frosst P, Blom HJ, Milos R, et al.A candidate genetic risk factor for vascular disease: a common mutation at the methylenetetrahydrofolate reductase. Nat Genet, 1995, 10(1):111-113.

13. Toole JF, Malinow MR, Chambless LE, et al. Lowering homocysteine in patients with ischemic stroke to prevent recurrent stroke, myocardial infarction, and death: the Vitamin Intervention for Stroke Prevention(VISP) randomized controlled trial. JAMA, 2004, 291(5): 565-575.

14. Bønaa KH, Njølstad I, Ueland PM, et al. Homocysteine lowering and cardiovascular events after acute myocardial infarction. N Engl J Med, 2006, 354(15): 1578-1588.

15. Hodis HN, Mack WJ, Dustin L, et al. High-dose B vitamin supplementation and progression of subclinical atherosclerosis: a randomized controlled trial. Stroke, 2009, 40(3):730-736.

16. Jamison RL, Hartigan P, Kaufman JS, et al. Effect of homocysteine lowering on mortality and vascular disease in advanced chronic kidney disease and end stage renal disease: a randomized controlled trial. JAMA, 2007, 298(10):1163-1170.

17. Lonn E, Yusuf S, Arnold MJ, et al. Homocysteine lowering with folic acid and B vitamins in vascular disease. N Engl J Med, 2006, 354(15):1567-1577.

18. Righetti M, Serbelloni P, Milani S, et al. Homocysteine-lowering

vitamin B treatment decreases cardiovascular events in hemodialysis patients. Blood Purif, 2006, 24(4): 379-386.

19. Cole BF, Baron JA, Sandler RS, et al. Folic acid for the prevention of colorectal adenomas: a randomized clinical trial. JAMA, 2007, 297(21):2351-2359.

20. Ebbing M, Bleie Ø, Ueland PM, et al. Mortality and cardiovascular events in patients treated with homocysteine-lowering B vitamins after coronary angiography: a randomized controlled trial. JAMA, 2008, 300(7): 795-804.

21. Logan RF, Grainge MJ, Shepherd VC, et al. Aspirin and folic acid for the prevention of recurrent colorectal adenomas. Gastroenterology, 2008, 134(1):29-38.

22. Zhang SM, Cook NR, Albert CM, et al. Effect of combined folic acid, vitamin B6, and vitamin B12 on cancer risk in women: a randomized trial. JAMA, 2008, 300(17):2012-2021.

23. Wu K, Platz EA, Willett WC, et al. A randomized trial on folic acid supplementation and risk of recurrent colorectal adenoma. Am J Clin Nutr, 2009, 90(6):1623-1631.

24. Heinz J, Kropf S, Domröse U, et al. B Vitamins and the Risk of Total Mortality and Cardiovascular Disease in End-Stage Renal Disease: Results of a Randomized Controlled Trial. Circulation, 2010, 121(12):1432-1438.

25. Study of the Effectiveness of Additional Reductions in Cholesterol and Homocysteine(SEARCH)Collaborative Group, Armitage JM, Bowman L, et al. Effects of Homocysteine-Lowering With Folic Acid Plus Vitamin

B12 vs. Placebo on Mortality and Major Morbidity in Myocardial Infarction Survivors: A Randomized Trial. JAMA, 2010, 303(24):2486-2494.

26. Andreeva VA, Touvier M, Kesse-Guyot E, et al. B vitamin and/or ω-3 fatty acid supplementation and cancer: ancillary findings from the supplementation with folate, vitamins B6 and B12, and/or omega-3 fatty acids(SU.FOL.OM3)randomized trial. Arch Intern Med, 2012, 172(7):540-547.

27. Hankey GJ, Eikelboom JW, Yi Q, et al. Treatment with B vitamins and incidence of cancer in patients with previous stroke or transient ischemic attack: results of a randomized placebo-controlled trial. Stroke, 2012, 43(6):1572-1577.

28. Qin X, Cui Y, Shen L, et al. Folic acid supplementation and cancer risk: A meta-analysis of randomized controlled trials. Int J Cancer, 2013, 133(5):1033-1041.

29. Clarke R, Halsey J, Lewington S, et al .Effects of lowering homocysteine levels with B vitamins on cardiovascular disease, cancer, and cause-specific mortality: Meta-analysis of 8 randomized trials involving 37, 485 individuals. Arch Intern Med, 2010, 170(18):1622-1631.

30. Huo Y, Li J, Qin X, et al. Efficacy of folic acid therapy in primary prevention of stroke among adults with hypertension in China: the CSPPT randomized clinical trial. JAMA, 2015, 313(13):1325-1335.

（秦献辉）

我国"H 型高血压"概念的提出、拓展和重要意义

"H 型高血压"是指伴有血浆同型半胱氨酸（Homocysteine，Hcy）升高（Hcy ≥ 10μmol/L）的高血压，这一概念最早由我国学者于 2008 年提出。"H 型高血压"的概念一经提出即得到了广大临床工作者的关注，2011 年发布的《中国高血压防治指南 2010》中指出高血压是一种"心血管综合征"，多种心血管危险因素的综合干预对于高血压患者的风险控制尤为重要，其中血浆 Hcy 水平升高作为影响高血压患者心血管预后的重要因素之一也被纳入其中。

17. "H型高血压"概念的提出

"H型高血压"包含两个要素：高血压和高Hcy水平，二者均是心脑血管疾病尤其是脑卒中高发的重要原因。众所周知，高血压是脑卒中及冠心病发病和死亡的主要危险因素，其中，高血压的主要并发症是脑卒中。我国脑卒中的高发首先源于血压控制不良，从我国2004—2005年15组人群数据显示来看，高血压的知晓率、治疗率和控制率分别为48.4%、38.5%和9.5%，与国外相关数据相比仍较低，这也是我国脑卒中高发的重要原因之一，因此控制高血压是预防脑卒中的关键。然而在有效地进行血压和血脂管理后脑卒中的发生仍存在，这就提出两个问题：这种剩余风险的原因是什么？还有哪些新的危险因子参与了脑卒中的形成？

目前发现：高Hcy也是导致心脑血管事件发生的一个重要因素。Hcy最早于1932年被研究者发现，它是一种含硫的非必需氨基酸，是蛋氨酸代谢过程中的重要中间产物。自1969年McCully提出Hcy可能与动脉粥样硬化的发生发展密切相关的假说以来，有大量不同类型的研究积累了客观证据，证明血浆Hcy水平在心脑血管疾病尤其是脑卒中的发生中扮演了非常重要的角色。动物实验显示高

Hcy 可以损害内皮细胞、激活氧化应激反应、改变脂质代谢并促进血栓形成等。人群研究也显示：高 Hcy 可以导致心脑血管疾病。一项纳入 12 项前瞻性研究的荟萃分析表明：Hcy 每降低 3μmol/L，缺血性心脏病发病风险可以减少11%，脑卒中发病风险可以减少 19%。Wald 等汇总 72 项研究的荟萃分析表明，Hcy 每升高 5 μmol/L，缺血性心脏病风险升高约 33%，脑卒中风险增加约 59%；而 Hcy 每降低 3 μmol/L，缺血性心脏病风险降低约 16%，脑卒中风险降低约 24%，证明高 Hcy 是导致心脑血管疾病尤其是脑卒中发生的独立危险因素。中国人群中的研究也得出了相似的结论。在中国 6 个中心进行的一项病例对照研究，共纳入 1823 例脑卒中患者和 1832 例对照，结果表明高 Hcy 人群（≥ 16μmol/L）脑卒中风险增加了 87%；进一步的随访研究（中位数：4.5 年）证实，高 Hcy 患者脑卒中复发率（*RR*：1.31，95% *CI*：1.10 ～ 1.61）和全因死亡率（*RR*：1.47，95% *CI*：1.15 ～ 1.88）均显著升高。另一项由 Sun Y 等组织的前瞻性研究共观察 2009 例基线无心脑血管疾病和癌症的中国受试者，随访 11.95 年，结果表明 Hcy ＞ 9.47μmol/L 的受试者其心脑血管事件发生的风险增加 2.3 倍，Hcy ＞ 11.84μmol/L 的受试者其死亡风险增加 2.4 倍。

欧洲人群的研究（1997 年）提示：在高胆固醇、吸烟、高血压三个传统危险因素中，Hcy升高与高血压在致血管疾病风险上最具有显著协同作用，而高Hcy与血脂和吸烟协同对心血管疾病的影响不大，但当高血压伴有Hcy升高时血管疾病风险增加约11倍。

美国人群的数据也显示高血压合并高Hcy（≥10μmol/L）的人群脑卒中风险与无这两项危险因素的人群相比显著升高（男性 OR：12，95% CI：6～23；女性 OR：17，95% CI：10～29）。

我国安庆地区人群长期随访数据也显示：若高血压与高Hcy同时存在，脑卒中风险增加11.1倍。当高血压合并高Hcy同时存在时，其心脑血管疾病的风险将成倍增加，这就提出"H"型高血压的概念，"H"既代表高血压（hypertension）同时也表示高Hcy，这也是"H型高血压"成为我们关注重点的重要原因，也是我国专家提出"H型高血压"的重要价值所在，"H型高血压"已被国外专家认可。

"H型高血压"是高血压（H)伴有高同型半胱氨酸（H)这两种现象并存，当两者并存时脑卒中的风险增加约12倍，同时也明显高于单纯血压增高或单纯Hcy增高。我国是脑卒中高发的国家，我们提出"H型高血压"，这对识别高血压发生脑卒中的风险意义是重大的。与此同时有些学者认为：这是个伴存现象，不应作为高血压的一种类型。

高血压除了原发性高血压与继发性高血压的分类外，目前高血压分类还常规依据人群、疾病分类，还可以依据临床表型特性进行分类。例如：

①按照人群分类：老年高血压、女性高血压、儿童高血压等，此类高血压依据患者年龄特性和性别特性区分，无特殊临床意义，只是要依据这些特征人群去干预及治疗。

②按照疾病分类：高血压肾病、高血压脑卒中、高血压冠心病等，这类高血压患者具有较高的风险，常常需要在控制血压的同时积极干预相关疾病。干预的强弱与心脑血管病的再发及死亡密切相关。

③按照临床表型分类：盐敏感高血压、妊娠高血压、肥胖高血压。这类患者以危险因素为主要特征分型，在降压的同时控制好这些危险因素会大大改善疾病的进展。

"H型高血压"是基于高血压伴发的特殊危险因素 Hcy 定义的特殊类型高血压，因为这两个因素（高血压＋高 Hcy）并存的风险远远大于了盐敏感高血压、肥胖高血压等这类以危险因素定义的特殊类型高血压。而且目前我国已有简单易行的药物干预，并有积极干预可以减少脑卒中发生和主要心血管复合终点下降的循证医学证据。因此"H型高血压"的提出具有重要的临床意义。

18. "H型高血压"概念的拓展

（1）Hcy有三种代谢途径

①由维生素 B_6 依赖的胱硫醚 β 合酶（cystathionine β synthase，CBS）催化，Hcy通过该转硫途径转变为半胱氨酸；②由蛋氨酸合酶（methionine synthase，MS）催化成蛋氨酸，维生素 B_{12} 是该酶的辅酶，甲基四氢叶酸作为底物，甲基四氢叶酸形成需要维生素 B_{12} 依赖的亚甲基四氢叶酸还原酶（methylenetetrahydrofolate reductase，MTHFR）催化；③ Hcy 亦可被甜菜碱 -Hcy 甲基转移酶（Betaine homocysteine S-methyltransferase，BHMT）再甲基化成为蛋氨酸，甜菜碱作为甲基供体。

Hcy 代谢过程中的任何一个步骤受到影响，Hcy 就会在细胞内蓄积，最终进入血液循环，引起血浆Hcy的升高。而 Hcy 代谢过程中相关酶的基因突变则会通过影响代谢酶的活性而进一步影响 Hcy 的转化过程，也会造成血浆 Hcy的升高（图4）。

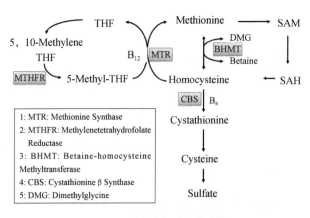

图 4　同型半胱氨酸代谢途径

（2）叶酸缺乏、MTHFR C677T 基因突变通过影响血浆 Hcy 水平而增加脑卒中风险：血清叶酸水平偏低是高 Hcy 最重要的原因之一。美国第三次全国健康与营养调查显示：近 2/3 的患者 Hcy 升高是由于叶酸和维生素 B_{12} 缺乏导致的，同样，我国人群中血清叶酸水平与血浆 Hcy 水平也呈显著负相关关系。最常见的导致叶酸缺乏的原因是饮食叶酸摄入不足，尤其是豆类和绿叶蔬菜，哺乳和酗酒可加重叶酸缺乏。食物的制备和烹调会造成叶酸的较大损失，尤其在煮沸时损失更大。

而叶酸循环中的关键酶——MTHFR 基因缺陷是导致高 Hcy 的另一个重要原因。MTHFR 在将亚甲基四氢叶酸还原成 5- 甲基四氢叶酸的过程中发挥重要作用，其 C677T

位点突变导致酶的耐热性及活性下降，影响叶酸代谢，并最终阻碍 Hcy 的再甲基化，是导致人群 Hcy 中度升高的主要因素之一，TT 突变基因型患者血浆 Hcy 水平显著高于纯合型和杂合型也即 CC/CT 型人群。

叶酸缺乏和 MTHFR C677T 基因突变作为影响 Hcy 水平的最重要的两项因素，亦是影响心脑血管疾病尤其是脑卒中的独立预测因子。有研究显示高叶酸水平是脑卒中发生的保护因素，叶酸水平最高组（> 11.2nmol/L）脑卒中风险是最低组的 35%。一项纳入 14 项前瞻性研究的荟萃分析观察叶酸摄入量和血中叶酸水平与冠心病的关系，结果发现叶酸摄入每增加 200μg/d，冠心病的风险下降 12%；血中叶酸水平每增加 5mmol/L，冠心病风险下降 8%。而 Casas JP 等的荟萃分析纳入 111 项研究，共计 15 635 例患者，分析发现：TT 和 CC 基因型患者的 Hcy 水平相差 1.93μmol/L，前者脑卒中的风险较后者增加 26%（OR：1.26，95% CI：1.14 ~ 1.40）。Xu X 等汇总在中国汉族人群中进行的脑卒中相关基因研究共计 76 项进行荟萃分析，结果显示 MTHFR 677TT 基因型是缺血性脑卒中的重要危险因素（OR：1.55，95% CI：1.26 ~ 1.90）。同样，刘建平等的荟萃分析以 CC 基因型为参照发现，TT、CT 基因型的人群发生脑卒中危险性显著增加，其 OR 值分别为 2.26 和

1.56，MTHFR 基因多态性与人群脑卒中的易感性密切相关。同时，我国安庆地区队列的长期随访显示：叶酸水平和 MTHFR C677T 基因多态性对高血压影响脑卒中的发生具有协同作用，若高血压患者同时合并低叶酸或 TT 基因型，则脑卒中风险显著增加。

因此，"H 型高血压"概念的提出不仅仅基于高 Hcy 及高血压，还应该在此基础上有所拓展。就是叶酸缺乏、MTHFR C677T 基因突变通过影响血浆 Hcy 水平而增加脑卒中风险，同样可以作为评估高血压患者远期脑卒中风险的有效因素。两者均和高血压具有协同作用，如果高血压患者在伴有高 Hcy 的同时合并叶酸缺乏及 MTHFR C677T 基因突变，我们均可认为在危险分层上将其划分为脑卒中高危人群，采取有效措施进行一级预防。

19. "H 型高血压"概念提出的重大意义

全世界范围内，心血管疾病仍然是导致死亡的最重要的原因，并且呈不断增长趋势，而不同国家相关疾病的构成并不一致。虽然我国人群中心血管疾病的病死率和疾病负担大致处于中低水平，但是需要注意的是我国脑血管疾病和缺血性心脏病的情形与欧美国家相比相差很大。其中，缺血性心脏病的病死率和疾病负担大致处于中低水平，而脑血管疾病的病死率和疾病负担却跻身中高水平，年龄标化后缺血性心脏病的病死率在 75/100 000 ～ 105/100 000，而脑血管疾病的病死率则达到 132/100 000 ～ 240/100 000，不同于欧美国家脑血管疾病的病死率远低于缺血性心脏病的情况。这些数据提示：与西方国家相比，脑血管疾病在我国心脑血管疾病的构成中占据重要地位。

在高血压人群中上述中西方差异尤为显著。有研究总结了在欧美、日本和中国开展的 11 项高血压临床试验的数据，高血压患者脑卒中和心肌梗死发生率的比值在欧美国家展开的研究中为 1.02 ～ 1.63，而在中国则为 6.56 ～ 13.00。进一步将比较限定在同时于欧洲和中国开展的 Syst-Eur 和 Syst-China 研究中，结果我国高血压患者脑卒中和心肌梗死的发生率比值相比欧洲仍然相差很大，分别是 6.56 和 1.58。

那么，相比欧美国家，我国高血压人群脑卒中较心脏病高发的原因是什么呢？流行病学调查显示：中国高血压人群的总胆固醇和低密度脂蛋白胆固醇的水平显著低于美国人群，但血浆 Hcy 的水平则较美国人群高出约50%。我国饮食习惯多采用蒸、煮、煎、炒等烹饪方式，导致摄入的蔬菜中叶酸等 B 族维生素大量失活，所以更易影响 Hcy 的代谢途径，导致血浆 Hcy 的升高；而我国人群特有的

Hcy 代谢相关 MTHFR C677T 的高遗传突变率也导致我国人群血浆 Hcy 水平显著高于国外人群。我国人群高 Hcy 发生率高，以血浆 Hcy > 16μmol/L 为判断标准，南方为 7%，北方为 28%；以血浆 Hcy > 10μmol/L 为判断标准，则南方为 32%，北方为 58%，平均 45%。而且，我国高血压人群 Hcy 水平显著高于正常人群，中国高血压人群 Hcy 均值约为 15μmol/L，如以血浆 Hcy > 10μmol/L 为标准，总体高 Hcy 发生率为 75%，其中男性为 91%，女性为 63%。综上可见：中国人群特别是高血压人群是高同型半胱氨酸血症的高发人群。

因此，合并高 Hcy 的高血压在我国占到了大多数，提示高血压人群中的高 Hcy 水平可能是我国人群中高血压导致脑卒中的发生率远高于西方国家的重要因素，具有中国特色。而且，中国人民解放军总医院对我国 1993—2008 年共 17 682 名高血压患者的调查发现，Hcy 是中国人脑卒中发生的独立危险因素，并未发现血脂异常与脑卒中的关联性。所以"H 型高血压"概念的提出揭示了中国高血压人群与西方国家的重大差异，对于中国高血压人群脑卒中的预防可能具有重大意义。

"H 型高血压"的概念最早由我国学者提出，深刻反映了我国心脑血管疾病尤其是脑卒中高发的病因。从前面的阐述中，我们知道其中包含四层含义：第一，我国人群由于饮食和遗传因素血浆 Hcy 水平在世界范围内处于显著高水平，尤其是在高血压人群中高 Hcy 的情况更多见；第二，血浆 Hcy 水平的升高是心脑血管疾病尤其是脑卒中的独立危险因素；第三，血浆 Hcy 水平升高发挥重要的协同作用，使高血压导致的脑卒中高风险成倍升高；第四，低叶酸和 MTHFR C677T 基因突变作为"H 型高血压"概念的有益补充，两者均可和高血压协同作用增加脑卒中风险。这些因素环环相扣，成为我国高血压人群脑卒中发生率显著高于冠心病的最为可能的病因。因此，"H 型高血压"的概念，符合我国心脑血管疾病流行病学的基本特征，并为我国心脑血管疾病尤其是脑卒中的预防指明了新的方向，控制"H 型高血压"对于我国高血压人群来说具有重要的预防价值。

参考文献

1. 胡大一，徐希平. 有效控制"H 型"高血压：预防卒中的新思路.
中华内科杂志，2008，47(12): 976-977.

2. 中国高血压防治指南修订委员会. 中国高血压防治指南 2010. 中
华高血压杂志，2011，19(8): 701-743.

3. McCully KS. Vascular pathology of homocysteinemia: Implications
for the pathogenesis of arteriosclerosis. Am J Pathol，1969，56(1):111-128.

4. Spence JD. Homocysteine-lowering therapy: a role in stroke
prevention? Lancet Neurol，2007，6(9):830-838.

5. Homocysteine Studies Collaboration. Homocysteine and risk
of ischemic heart disease and stroke: a meta-analysis. JAMA，2002，
288(16):2015-2022.

6. Wald DS，Law M，Morris JK. Homocysteine and cardiovascular
disease: evidence on causality from a meta-analysis. BMJ，2002，325(7374):1202.

7. Li Z，Sun L，Zhang H，et al. Multicenter Case-Control Study
in China. Elevated plasma homocysteine was associated with hemorrhagic
and ischemic stroke，but methylenetetrahydrofolatereductase gene C677T
polymorphism was a risk factor for thrombotic stroke: a Multicenter Case-
Control Study in China. Stroke，2003，34(9):2085-2090.

8. Zhang W，Sun K，Chen J，et al. High plasma homocysteine levels
contribute to the risk of stroke recurrence and all-cause mortality in a large
prospective stroke population. Clin Sci(Lond)，2009，118(3):187-194.

9. Sun Y，Chien KL，Hsu HC，et al. Use of serum homocysteine to
predict stroke，coronary heart disease and death in ethnic Chinese. 12-year

prospective cohort study.Circ J，2009，73(8):1423-1430.

10. Graham IM，Daly LE，Refsum HM，et al. Plasma homocysteine as a risk factor for vascular disease.The European Concerted Action Project. JAMA，1997，277(22):1775-1781.

11. Towfighi A，Markovic D，Ovbiagele B. Pronounced association of elevated serum homocysteine with stroke in subgroups of individuals: a nationwide study. J Neurol Sci，2010，298(1-2):153-157.

12. Malinow MR，Bostom AG，Krauss RM. Homocyst(e)ine，diet，and cardiovascular diseases: a statement for healthcare professionals from the Nutrition Committee，American Heart Association. Circulation，1999，99(1):178-182.

13. Ford ES，Bowman BA. Serum and red blood cell folate concentrations，race，and education: findings from the third National Health and Nutrition Examination Survey. Am J Clin Nutr，1999，69(3):476-481.

14. 汪国海，霍勇，王梦德，等 . 中国六城市轻中度高血压患者血清叶酸水平的调查 . 卫生研究，2007，36(3): 305-307.

15. Allen LH. Causes of vitamin B12 and folate deficiency. Food Nutr Bull，2008，29(2S): S20-34. discussion S35-37.

16. 陈青川，牟世芬 . 叶酸的需要量研究 . 国外医学卫生学分册，1996，23(6):345-347.

17. Frosst P，Blom HJ，Milos R，et al. A candidate genetic risk factor for vascular disease: a common mutation in methylenetetrahydrofolate reductase. Nat Genet，1995，10(1):111-113.

18. Virtanen JK，Voutilainen S，Happonen P，et al. Serum homocysteine，folate and risk of stroke: Kuopio Ischaemic Heart Disease Risk Factor(KIHD)

Study. Eur J Cardiovasc Prev Rehabil，2005，12(4):369-375.

19. Wang ZM，Zhou B，Nie ZL，et al. Folate and risk of coronary heart disease: a meta-analysis of prospective studies. Nutr Metab Cardiovasc Dis，2012，22(10):890-899.

20. Casas JP，Bautista LE，Smeeth L，et al. Homocysteine and stroke: evidence on a causal link from mendelian randomisation. Lancet，2005，365(9455): 224-232.

21. Xu X，Li J，Sheng W，et al. Meta-analysis of genetic studies from journals published in China of ischemic stroke in the Han Chinese population. Cerebrovasc Dis，2008，26(1): 48-62.

22. 刘建平，程锦泉，彭绩，等. 中国汉族人群 MTHFR 基因多态性与脑卒中易感性关系的 Meta 分析. 中国疾病控制杂志，2007，11(1): 30-32.

23. Mendis S，Puska P，Norrving B，et al.Global Atlas on Cardiovascular Disease Prevention and Control. Geneva World Health Organization，2012.

24. Kjeldsen SE，Julius S，Hedner T，et al. Stroke is more common than myocardial infarction in hypertension: analysis based on 11 major randomized intervention trials. Blood Press，2001，10(4):190-192.

25. Hao L，Ma J，Zhu J，et al. High prevalence of hyperhomocysteinemia in Chinese adults is associated with low folate，vitamin B-12，and vitamin B-6 status. J Nutr，2007，137(2):407-413.

26. Wilcken B，Bamforth F，Li Z，et al. Geographical and ethnic variation of the 677C>T allele of 5，10 methylenetetrahydrofolate reductase(MTHFR): findings from over 7000 newborns from 16 areas world wide. J Med Genet，2003，40(8):619-625.

27. Qin X，Li J，Cui Y，et al. Effect of folic acid intervention on the

change of serum folate level in hypertensive Chinese adults: do methylenete trahydrofolatereductase and methionine synthase gene polymorphisms affect therapeutic responses? Pharmacogenet Genomics，2012，22(6): 421-428.

28. 赵峰，李建平，王淑玉，等. 高血压人群基线同型半胱氨酸水平对依那普利叶酸片降压及降同型半胱氨酸疗效的分析. 中华医学杂志，2008，88(42): 2957-2961.

29. Cui H，Wang F，Fan L，et al. Association factors of target organ damage: analysis of 17 682 elderly hypertensive patients in China. Chin Med J(Engl)，2011，124(22):3676-3681.

（孙宁玲）

"H型高血压"的治疗

　　2008年4月中国公布的第三次全国死因调查主要情况报告表明：脑血管病已成为我国首位死亡原因。根据中国多省市心血管病人群监测（MONICA）方案最新发表数据：我国脑卒中年死亡人数200多万，其中缺血性脑卒中仍以每年8.7%的速率增长；每年因脑血管病的总支出约200亿元。

　　在导致脑卒中发生的可控因素中，高血压和同型半胱氨酸（homocysteine，Hcy）升高位居前列，二者在导致脑卒中发生上具有协同作用。而在中国高血压人群中伴随Hcy升高的高血压患者高达75%，这组人群被我国科学家命名为"H型高血压"，是导致我国脑卒中高发的重要原因。

　　目前已知降低Hcy最安全有效的方法是补充叶酸，然而由于研究设计、目标人群、终点设置等的不同，长期服用叶酸降低血浆 Hcy 预防心脑血管事件的多项随机对照试验结果不一，使得降低血浆 Hcy 的治疗方法能否预防心脑血管事件尚存争议。本文对考察高 Hcy 及其改善心脑血管事件相关联的各项主要研究进行简述，以进一步阐明补充叶酸对防治心脑血管疾病的效果，同时也对我们解读临床研究结果及进行荟萃分析提出一些建议和思考。

20. 高同型半胱氨酸的危害

Hcy 是体内蛋氨酸的代谢产物。自 1969 年 McCully 提出 Hcy 可能与动脉粥样硬化的发生发展密切相关的假说以来，有大量不同类型的研究积累了客观证据，证明血浆 Hcy 水平在心脑血管疾病（cardiovascular disease，CVD），尤其是脑卒中发生中扮演了非常重要的角色。

Hcy 研究协作组在 2002 年的一项纳入 12 项前瞻性研究的荟萃分析表明，Hcy 每降低 $3\mu mol/L$ 可以减少 11% 的缺血性心脏病发病风险和 19% 的脑卒中发病风险。同样，在中国北京、天津、西安等 6 个中心进行的一项病例对照研究中，纳入了 1823 例脑卒中患者和 1832 例对照，结果表明高 Hcy 人群（$\geq 16\mu mol/L$）脑卒中风险增加了 87%

（*OR*：1.87，95% *CI*：1.58～2.22）；进一步的随访研究（中位数：4.5年）证实，高Hcy患者（≥16μmol/L）脑卒中复发率（*RR*：1.31，95% *CI*：1.10～1.61)和全因死亡率（*RR*：1.47，95% *CI*：1.15～1.88）均显著升高。另一项由Sun Y等组织的前瞻性研究共观察2009例基线无心脑血管疾病和癌症的中国受试者，随访11.95年（中位数，1994—2007），结果表明Hcy＞9.47μmol/L（敏感性81.1%，特异性54.3%）的受试者其心脑血管事件的发生风险增加2.3倍（95% *CI*：1.24～4.18），Hcy＞11.84μmol/L（敏感性49.7%，特异性84.0%）的受试者其死亡风险增加2.4倍（95% *CI*：1.76～3.32）。

亚甲基四氢叶酸还原酶（methylenetetrahydrofolate reductase，MTHFR）是Hcy代谢的关键酶之一，MTHFR基因C677T位点突变导致酶的耐热性及活性下降，是导致人群Hcy中度升高的主要因素之一。TT基因型频率在欧美人群中为10%～12%，该人群较CC基因型人群Hcy水平升高约25%。在Lewis SJ等进行的考察MTHFR C677T基因多态性和CHD关系的荟萃分析中（包括26 000病例和31 183对照），TT基因型患者较CC基因型患者CHD发病风险增加14%（*OR*：1.14，95% *CI*：1.05～1.24）；在Casas JP的考察MTHFR C677T基因多态性和脑卒中关

系的荟萃分析 (*n*=13 928) 中，TT 基因型人群较 CC 基因型人群脑卒中风险约高 1.26 倍 (*OR*：1.26，95%*CI*：1.14 ～ 1.40)；而在中国汉族人群中，TT 基因型患者脑卒中风险增加了 1.55 倍 (*OR*：1.55，95% *CI*：1.26 ～ 1.90)。

Wald DS 等组织进行的一项研究纳入 72 项 MTHFR 基因多态性研究和 20 项前瞻性研究，结果表明：Hcy 每升高 5μmol/L 脑卒中风险增加 59 % (*OR*：1.59，95% *CI*：1.29 ～ 1.96)，缺血性心脏病风险升高约 32% (*OR*：1.33，95% *CI*：1.19 ～ 1.45)；而 Hcy 降低 3μmol/L 可降低脑卒中风险约 24 % (15% ～ 33%)，降低缺血性心脏病风险约 16% (11% ～ 20%)。

上述不同类型的研究均提示血浆 Hcy 水平与心脑血管疾病，尤其是脑卒中发生风险密切相关。

21. 高 Hcy 与高血压同时存在大大增加心脑血管事件风险

早在 1997 年，Graham IM 等的研究即在发现 Hcy 与心脑血管事件密切相关之外，还发现 Hcy 升高与高血压在导致血管疾病风险上具有显著协同作用。Hcy 升高合并高血压者血管疾病风险升高约 11 倍 (*RR*：11.3)，该研究首次明确 Hcy 升高和其他危险因素的交互作用。我国安庆地区慢病研究通过随访合格入选的 39 165 例研究对象（平均随访 6.2 年），采用巢式病例对照研究分析方法进行相关统计分析，结果显示：校正年龄、性别等心血管危险因素后，伴有高血压或 Hcy 水平升高（Hcy ≥ 10μmol/L）的患者脑卒中的发生风险分别是血压水平和 Hcy 水平均正常者的 9.7 倍和 3.5 倍；而血压水平和 Hcy 水平同时升高的患者脑卒中的发生风险增加至 12.7 倍。

同时，病理生理研究也提示：高 Hcy 和高血压的发生、发展密切相关，其中硫化氢（H_2S）、肾素 - 血管紧张素系统（RAS）是其中的重要中间环节。高 Hcy 通过抑制体内内源性 H_2S 的生成活化 ACE，产生血管紧张素 II 作用于血管紧张素 1 型受体，从而导致血压的升高及血管增生等一系列病理过程。

上述研究结果提示我们需要同时控制 H 型高血压人群的血压和高 Hcy，单独降压或降 Hcy 的获益都是不充分的。

22. 控制 "H 型高血压"，可使患者进一步获益

早期补充叶酸预防心脑血管疾病的 HOPE-2 研究中，

大多数患者均服用降压药物，其中 65% 以上的患者合并使用 ACEI 类药物，补充叶酸降低 Hcy 可使脑卒中风险显著下降 25%，初步证实即使在使用降压药的基础上采取降低 Hcy 疗法，患者仍可进一步获益，单纯考虑血压是不充分的。WAFACS 研究入组 5442 例有 CVD 病史或合并多重心血管危险因素的女性患者，结果表明 ACEI 类药物和补充叶酸在降低患者心脑血管事件风险方面具有显著协同作用（P=0.03）。

针对上述研究结果，我们研制开发了国家 I 类固定复方新药马来酸依那普利叶酸片（依叶），以期同时控制高血压和高 Hcy，显著降低我国高血压人群脑卒中的高发病率。依叶 II～III 期临床研究在中国 6 个研究中心选择 480 例轻、中度原发性高血压患者，随机分配到三个治疗组中，分别接受依那普利（10mg）、依那普利叶酸片（10mg/0.4mg）和依那普利叶酸片（10mg/0.8mg），每日一次，连续双盲治疗 8 周。结果表明，依那普利叶酸片（10mg/0.8mg）组、依那普利叶酸片（10mg/0.4mg）组、依那普利组降压或降 Hcy 有效率分别为 65.1%、59.6% 和 45.8%，两个依那普利叶酸片组均显著优于依那普利组。同时，依那普利叶酸片组各种不良事件发生率与依那普利组类似。表明依那普利叶酸片用于轻、中度原发性高血压患者降压、降低 Hcy 安全、有效。进一步分析表明，依那普利叶酸片对 H 型高血压（伴有 Hcy 升高的高血压，Hcy 升高：≥ 10μmol/L）患者疗效最佳。在 Hcy 较低人群，依那普利叶酸片总体疗效和依那普利片无显著区别，但在控制 Hcy 方面仍优于依那普利。表明依那普利叶酸片是目前 H 型高血压患者的最佳选择。同时，孙宁玲等研究表明使用依那普利叶酸片固定复方降压、降低 Hcy 疗效明显优于降压药和叶酸的简单联合。

依叶上市后临床研究——中国脑卒中一级预防研究（CSPPT）再次证明：与马来酸依那普利片（每日 10mg）相比，马来酸依那普利叶酸片（每日 10mg/0.8mg）显著降低高血压患者 21% 首发症状性脑卒中的风险（2.7% *vs.* 3.4%），同时也显著降低 20% 心血管复合事件（包括非致死性脑卒中、心肌梗死和心血管死亡）（3.1% *vs.* 3.9%）和 24% 缺血性脑卒中（2.2% *vs.* 2.8%）的风险。在叶酸水平低的患者中补充叶酸预防脑卒中的效果更好，而对于 MTHFR-677TT 基因型患者可能需要补充更高剂量的叶酸，才可以达到较充分的效果。更重要的是，CSPPT 研究发现 H 型高血压患者获益更大（*HR*:0.78,95% *CI*:0.66 ～ 0.93），而在非 H 型高血压患者中未见显著获益（*HR*：0.94，95% *CI*：0.62 ～ 1.42）。

上述研究均证明：高血压患者在 ACEI 类降压基础上

使用叶酸降低 Hcy，控制 H 型高血压，可以使患者进一步获益。

高血压是脑卒中的首要危险因素，控制高血压是脑卒中防治的最重要措施。但是单纯从传统危险因素出发并不能解释我国脑卒中高发的状况。中国人群 Hcy 水平高，尤其在高血压人群具有极高的高 Hcy 发生率。Hcy 升高可作用在心脑血管疾病发生发展的多个环节，通过多重机制导致心脑血管事件尤其是脑卒中的发生。越来越多高质量观察性研究和临床研究的证据都一致表明 Hcy 升高和脑卒中密切相关。我国高血压人群中 H 型高血压高达 75%，高血压和高同型半胱氨酸血症在导致脑卒中事件上具有显著的协同作用，因此 H 型高血压的有效控制是应对我国脑卒中高发的重要措施。目前国内外唯一具有降低 Hcy 或治疗伴有 Hcy 升高的高血压（H 型高血压）适应证的药物为依那普利叶酸片，具有充分药理学基础及循证证据，为科学、合理同时控制血压和 Hcy 升高提供了最佳选择。

参考文献

1. Zhao D, Liu J, Wang W, et al. Epidemiological transition of stroke in China: twenty-one-year observational study from the Sino-MONICA-Beijing Project. Stroke, 2008, 39(6):1668-1674.

2. 卫生部疾病控制司，中华医学会神经病学分会. 中国脑血管病防治指南 (试行版)，2005.

3. Wald NJ, Law MR. A strategy to reduce cardiovascular disease by more than 80%. BMJ, 2003, 326(7404):1419.

4. Graham IM, Daly LE, Refsum HM, et al. Plasma homocysteine as a risk factor for vascular disease. The European Concerted Action Project. JAMA, 1997, 277(22):1775-1781.

5. 胡大一，徐希平. 有效控制 "H型"高血压：预防卒中的新思路. 中华内科杂志，2008，47(12):976-977.

6. 王拥军，刘力生，饶克勤，等. 我国脑卒中预防策略思考：同时控制高血压和高同型半胱氨酸. 中华医学杂志，2008，88(47):3316-3318.

7. Wang X, Demirtas H, Xu X. Homocysteine, B vitamins, and cardiovascular disease. N Engl J Med, 2006, 355(2):207-209.

8. McCully KS. Vascular pathology of homocysteinemia: Implications for the pathogenesis of arteriosclerosis. Am J Pathol, 1969, 56(1):111-128.

9. Homocysteine Studies Collaboration. Homocysteine and risk of ischemic heart disease and stroke: a meta-analysis. JAMA, 2002, 288(16):2015-2022.

10. Li Z, Sun L, Zhang H, et al. Multicenter Case-Control Study in China. Elevated plasma homocysteine was associated with hemorrhagic and ischemic stroke, but methylenetetrahydrofolate reductase gene C677T

polymorphism was a risk factor for thrombotic stroke: a Multicenter Case-Control Study in China. Stroke, 2003, 34(9):2085-2090.

11. Zhang W, Sun K, Chen J, et al. High plasma homocysteine levels contribute to the risk of stroke recurrence and all-cause mortality in a large prospective stroke population. Clin Sci(Lond), 2009, 118(3):187-194.

12. Sun Y, Chien KL, Hsu HC, et al. Use of serum homocysteine to predict stroke, coronary heart disease and death in ethnic Chinese. 12-year prospective cohort study. Circ J, 2009, 73(8):1423-1430.

13. Goldstein LB, Adams R, Alberts MJ, et al. Primary prevention of ischemic stroke: a guideline from the American Heart Association/American Stroke Association Stroke Council. Circulation, 2006, 113(24):e873-923.

14. Lewis SJ, Ebrahim S, Davey Smith G. Meta-analysis of MTHFR 677C->T polymorphism and coronary heart disease: does totality of evidence support causal role for homocysteine and preventive potential of folate? BMJ, 2005, 331(7524):1053-1058.

15. Casas JP, Bautista LE, Smeeth L, et al. Homocysteine and stroke: evidence on a causal link from mendelian randomisation. Lancet, 2005, 365(9455):224-232.

16. Xu X, Li J, Sheng W, et al. Meta-analysis of genetic studies from journals published in China of ischemic stroke in the han chinese population. Cerebrovasc Dis, 2008, 26(1):48-62.

17. Wald DS, Law M, Morris JK. Homocysteine and cardiovascular disease: evidence on causality from a meta-analysis. BMJ, 2002, 325(7374):1202-1206.

18. Spence JD. Homocysteine-lowering therapy: a role in stroke prevention? Lancet Neurol, 2007, 6(9):830-838.

19. Sen U, Herrmann M, Herrmann W, et al. Synergism between AT1 receptor and hyperhomocysteinemia during vascular remodeling. Clin Chem Lab Med, 2007, 45(12):1771-1776.

20. 李建平, 霍勇, 刘平, 等. 马来酸依那普利叶酸片降压、降同型半胱氨酸的疗效和安全性. 北京大学学报: 医学版, 2008, 39(6):614-618.

21. 赵峰, 李建平, 王淑玉, 等. 高血压人群基线同型半胱氨酸水平对依那普利叶酸片降压及降同型半胱氨酸疗效的分析. 中华医学杂志, 2008, 88(42): 2957-2961.

22. 孙宁玲, 秦献辉, 李建平, 等. 依那普利叶酸片固定复方与依那普利和叶酸自由联合在 H 型高血压人群中降低同型半胱氨酸的疗效比较. 中国新药杂志, 2009(17):1635-1640.

23. Yang Q, Botto LD, Erickson JD, et al.Improvement in stroke mortality in Canada and the United States, 1990 to 2002. Circulation, 2006, 113(10):1335-1343.

24. VITATOPS Trial Study Group. B vitamins in patients with recent transient ischaemic attack or stroke in the VITAmins TO Prevent Stroke(VITATOPS)trial: a randomised, double-blind, parallel, placebo-controlled trial. Lancet Neurol, 2010, 9(9):855-865.

25. Almeida OP, Marsh K, Alfonso H, et al. B-vitamins reduce the long-term risk of depression after stroke: The VITATOPS-DEP trial. Ann Neurol, 2010, 68(4):503-510.

26. Qin X, Huo Y, Langman CB, et al. Folic acid therapy and cardiovascular disease in ESRD or Advanced Chronic Kidney Disease: A Meta-Analysis. Clin J Am Soc Nephrol, 2011, 6(3):482-488.

27. Lonn E, Yusuf S, Arnold MJ, et al. Homocysteine Lowering with Folic

Acid and B Vitamins in Vascular Disease. N Engl J Med, 2006, 354(15):1567-1577.

28. Mark SD, Wang W, Fraumeni JF Jr, et al. Lowered Risks of Hypertension and Cerebrovascular Disease after Vitamin/Mineral Supplementation: the Linxian Nutrition Intervention. Am J Epidemiol, 1996, 143(7):658-664.

29. Galan P, Kesse-Guyot E, Czernichow S, et al. Effects of B vitamins and omega 3 fatty acids on cardiovascular diseases: a randomised placebo controlled trial. BMJ, 2010, 341:c6273.

30. Wang X, Qin X, Demirtas H, et al. Efficacy of folic acid supplementation in stroke prevention: a meta-analysis. Lancet, 2007, 369(9576): 1876-1882.

31. Saposnik G, Ray JG, Sheridan P, et al. Homocysteine-lowering therapy and stroke risk, severity, and disability: additional findings from the HOPE 2 trial. Stroke, 2009, 40(4):1365-1372.

32. Clarke R, Halsey J, Lewington S, et al. Effects of lowering homocysteine levels with B vitamins on cardiovascular disease, cancer, and cause-specific mortality: Meta-analysis of 8 randomized trials involving 37 485 individuals. Arch Intern Med, 2010, 170(18):1622-1631.

33. Albert CM, Cook NR, Gaziano JM, et al. Effect of folic acid and B vitamins on risk of cardiovascular events and total mortality among women at high risk for cardiovascular disease: a randomized trial. JAMA, 2008, 299(17):2027-2036.

34. Qin X, Huo Y. H-Type hypertension, stroke and diabetes in China: Opportunities for primary prevention. J Diabetes, 2016, 8(1): 38-40.

35. Li J, Jiang S, Zhang Y, et al. H-type hypertension and risk of stroke in Chinese adults: A prospective, nested case–control study. J Transl

Intern Med，2015，3(4): 171-178.

36. 霍勇，陈光亮，徐希平. 马来酸依那普利叶酸片的药理学与临床评价. 中国新药杂志，2010，19(18)：1633-1636.

37. Huo Y，Li J，Qin X，et al. Efficacy of folic acid therapy in primary prevention of stroke among adults with hypertension in China: The CSPPT randomized clinical trial. JAMA，2015，313(13): 1325–1335.

（徐希平）

中国脑卒中一级预防研究

脑卒中是全世界范围内导致死亡的重要疾病之一，分别是中国第一、世界第二位死因。首发脑卒中占到所有脑卒中事件的 77% 左右，因此，针对脑卒中的一级预防尤为重要。目前，探讨补充叶酸在脑卒中一级预防中作用的研究非常有限，并且尚未达成一致结论。

大多数补充 B 族维生素预防心脑血管疾病的临床试验是在已有心脑血管疾病的人群中进行的二级预防研究，并未发现补充叶酸有任何获益；不过，其中有研究及荟萃分析确实看到脑卒中风险的显著下降。这可能是因为补充叶酸对于不同心脑血管疾病的作用有所不同，对于预防脑卒中可能存在着更显著的作用。不过，以上研究并未将脑卒中作为一级预防的终点进行观察。并且，已有荟萃分析提示补充叶酸的剂量存在上限，0.8mg 的叶酸即可达到最大的脑卒中预防效果。而目前绝大多数临床试验是在饮食叶酸高摄入或者谷物强化叶酸的国家或地区开展的，因此，补充叶酸的效果并不能体现出来。亚甲基四氢叶酸还原酶（methylenetetrahydrofolate reductase，MTHFR）是影响叶酸代谢的关键酶，MTHFRC677T 基因突变导致酶活性的下降，进而导致叶酸水平的下降和同型半胱氨酸（Homocysteine，Hcy）水平的上升。一项大型荟萃分析汇总多项基因和临床研究结果发现：叶酸状态对于 MTHFR C677T 基因多态性对脑卒中的影响具有修饰作用，在叶酸水平较低或未实施谷物强化叶酸的地区 TT 基因型患者脑卒中的风险显著增加。综合上述研究结果，补充叶酸预防脑卒中的效果需要在一级预防而非二级预防中进行探讨，并且需要考虑基线叶酸水平和 MTHFR C677T 基因多态性情况。

基于上述背景，我们设计了中国脑卒中一级预防研究（China Stroke Primary Prevention Trial，CSPPT）以验证在降压治疗的基础之上补充叶酸是否可以降低高血压患者脑卒中风险。研究在设计阶段即充分考虑到上述地区和人群差异，纳入 MTHFR C677T 基因型已知的 20 702 例原发性高血压患者，根据 MTHFR C677T 基因型分层后随机分组，分别给予依那普利或依那普利叶酸片双盲治疗 5 年，分析不同治疗组脑卒中和其他心脑血管事件终点发生率的差异及其与 C677T 基因多态性的关系（图 5），为降低我国长期居高不下的脑卒中发生率和病死率提供更为有效的治疗方案，并为个体化治疗方案的确立提供依据。

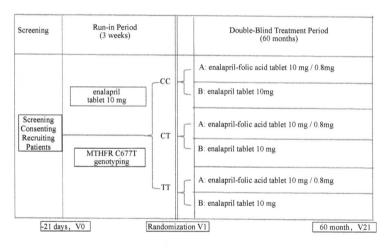

图 5　CSPPT 流程图

CSPPT 研究是一项多中心、随机、双盲、安慰剂对照临床试验，建立了完善的基于国际标准的管理框架，以保证整个临床试验高质量完成（图 6）。研究于 2008 年 5 月

19 日开始，选取安徽安庆和江苏连云港两个研究中心的 32
个社区进行，整个试验包含 3 个阶段：①筛选入组期。在
参加研究的社区筛查高血压患者，详细了解其用药情况后，
依据本研究导入期纳入和排除标准判断能否进入本研究导
入治疗期，在实施任何特定的研究步骤之前，首先将研究
目的和程序等对受试者加以解释，获得书面知情同意。取
血检测 MTHFR C677T 基因型。②导入治疗期。符合导入
期纳入标准并且不存在排除标准中任何一项的患者，进入
3 周的马来酸依那普利开放性导入治疗期，可合并其他降
压药物，主要目的是考察患者服用马来酸依那普利的依从
性和不良反应，尽量排除依从性差或马来酸依那普利不耐
受的患者。③随机治疗期。入选患者根据 MTHFR C677T
三种基因型（CC、CT、TT）分层，层内随机双盲分入依
叶干预组（口服马来酸依那普利叶酸片 10mg/0.8mg，每
日一次，每次 1 片）和对照治疗组（口服马来酸依那普利
10mg，每日一次，每次 1 片）。计划双盲治疗期为时 5 年，
期间可以合并其他降压药以控制血压。每 3 个月对患者进
行一次正式的随访，发放试验药物。2013 年 7 月 11 日，
数据安全与监察委员会进行中期分析显示两组疗效有显
著差异，建议终止研究。2013 年 8 月 24 日完成研究出组
随访。

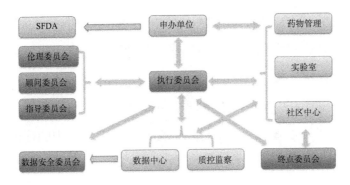

图 6 CSPPT 项目管理框架

CSPPT 数据显示：依叶和依那普利两治疗组基线特征未见显著差异。基线时依叶和依那普利组叶酸水平在 8.1ng/mL，出组时分别增加至 19.9 ng/mL 和 13.0ng/mL，两组叶酸水平均有显著的上升，依那普利组叶酸水平上升可能和研究相关健康宣教有关。两组患者血压水平在整个研究期间高度匹配，41.2% 的患者合并应用除依那普利外的一种降压药，15.9% 的患者合并使用两种其他种类的降压药，最常见的合并用药是钙离子拮抗药和利尿药。经过平均 4.5 年的治疗随访之后，首发脑卒中在依叶和依那普利组分别发生 282 例（2.7%)和 335 例（3.5%)，绝对风险下降 0.7%，相对风险下降 21%（*HR*：0.79，95% *CI*：0.68 ~ 0.93）（图 7），缺血性脑卒中和复合心血管事件（包含心血管死亡、心肌梗死和脑卒中）发生风险亦显著下降达 24%（*HR*：0.76，

95% CI：$0.64\sim0.91$）和20%（HR：0.80，95% CI：$0.69\sim0.92$），不过，出血性脑卒中、心肌梗死和全因死亡率未见显著下降。分层分析（图8）显示：补充叶酸的效果在不同的基线叶酸、Hcy、维生素 B_{12} 水平，不同的年龄、性别、吸烟状态下并无显著差别。不过，补充叶酸降低脑卒中的疗效在基线叶酸水平偏低的人群中似乎更显著。同时，结合基线叶酸和 MTHFR C677T 基因多态性的分析结果（图9）显示：对于 CC 或 CT 基因型患者来说，基线叶酸水平最低组脑卒中发生风险最高，并且获益也是最大的，而对于 TT 基因型患者来说获益最大的人群则是基线叶酸水平最高组，

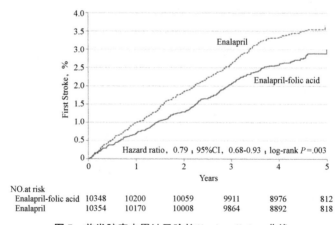

图 7　首发脑卒中累计风险的 Kaplan-Meier 曲线

（图片来源：Huo Y，Li J，Qin X，et al. CSPPT Investigators. Efficacy of folic acid therapy in primary prevention of stroke among adults with hypertension in China: the CSPPT randomized clinical trial. JAMA，2015，313（13）:1325–1335.）

Subgroups	Enalapril No. of events/ no. of participants	Enalapril folic acid No. of events/ no. of participants	HR(95%CI)	P for interaction
MTHFR C677T genotypes				
CC	99/2631	65/2621	0.65(0.48-0.89)	0.159
CT	156/5081	145/5095	0.93(0.74-1.16)	
TT	100/2442	72/2432	0.72(0.53-0.97)	
Homocysteine,μmol/L				
<10.5	63/2597	55/2572	0.88(0.61-1.26)	0.848
10.5-<12.5	77/2506	60/2467	0.78(0.56-1.10)	
12.5-<15.5	101/2563	73/2595	0.71(0.53-0.96)	
≥15.5	107/2548	85/2556	0.79(0.59-1.05)	
Folate,ng/mL				
<5.6	116/2548	73/2600	0.61(0.45-0.82)	0.162
5.6-<8.1	89/2607	83/2565	0.95(0.70-1.28)	
8.1-<10.5	77/2536	62/2558	0.80(0.57-1.11)	
≥10.5	67/2565	60/2520	0.91(0.64-1.29)	
Vitamin B12,pg/mL				
<315	85/2542	69/2566	0.79(0.58-1.09)	0.829
315-<360	96/2595	67/2553	0.71(0.52-0.96)	
360-<477	85/2537	72/2569	0.84(0.61-1.14)	
≥477	83/2583	70/2536	0.86(0.62-1.18)	
Age,yr				
<55	60/2888	52/2868	0.87(0.60-1.26)	0.427
55-<65	164/4584	115/4545	0.70(0.55-0.89)	
≥65	131/2882	115/2935	0.86(0.67-1.11)	
Sex				
Male	179/4252	123/4245	0.68(0.54-0.86)	0.081
Female	176/6102	159/6103	0.90(0.73-1.12)	
Smoking				
Never	217/7135	169/7119	0.78(0.64-0.95)	0.941
Former	36/809	26/761	0.78(0.46-1.26)	
Current	102/2408	86/2461	0.82(0.62-1.10)	

Enalapril-folic acid Better — Enalapril Better

图8　首发脑卒中的亚组分析结果

（图片来源：Huo Y，Li J，Qin X，et al.CSPPT Investigators. Efficacy of folic acid therapy in primary prevention of stroke among adults with hypertension in China: the CSPPT randomized clinical trial. JAMA，2015，313（13）:1325-1335.）

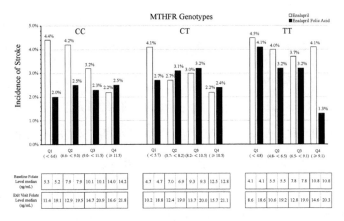

图9　不同治疗、MTHFR C677T 和基线叶酸水平组首发脑卒中对比

（图片来源：Huo Y，Li J，Qin X，et al. CSPPT Investigators. Efficacy of folic acid therapy in primary prevention of stroke among adults with hypertension in China: the CSPPT randomized clinical trial. JAMA，2015，313（13）:1325-1335.）

提示 TT 基因型患者可能需要高于每天 0.8mg 剂量的叶酸才能达到较好的脑卒中预防效果。同时，研究结果显示两组不良事件发生率未见显著差异。

CSPPT 研究的重要价值在于：第一，CSPPT 研究是世界范围内第一个在未强化谷物叶酸地区开展的补充叶酸进行脑卒中一级预防的研究，其中脑卒中事件数达到 637 例，仅次于 VITATOPS 研究（748 例脑卒中，二级预防设计）；第二，在基线期和出组时我们均测量了绝大多数患者的叶酸和 Hcy 水平，首次用每个患者的具体数据而非荟萃分析结果为基线叶酸对于治疗效果的修饰作用提供了强有力的数据，这也解释了既往研究得出阴性结果的原因；第三，CSPPT 研究在研究之初即以 MTHFR C677T 基因多态性进行分层，可以控制 MTHFR C677T 基因多态性对研究可能造成的混杂影响，并且首次研究了基线叶酸水平和 MTHFR C677T 基因型对于治疗效果的联合影响；第四，CSPPT 研究人群服用降脂药和抗血小板药物的比例很低，研究结果较少受到这些药物因素的影响。

当然，CSPPT 研究也存在一些不足：第一，CSPPT 研究是在高血压人群中探讨脑卒中的一级预防，因此并不一定适用于非高血压患者或二级预防的情况；第二，由于终点事件数较少，CSPPT 在探讨补充叶酸预防次要终点（出血性脑卒中、心肌梗死和全因死亡）方面并没有足够的统计效力；第三，还需要进一步的研究来探讨不同 MTHFR C677T 基因型患者补充叶酸的最佳剂量。

目前，CSPPT 研究的上述结果已经发表在 JAMA 杂志，并获得了国内外同行的广泛关注。在 JAMA 杂志同期述评中，哈佛大学资深流行病学家和营养学家均对本研究给予了高度的评价，认为 CSPPT 是精准医学的代表之作，研究人群精准定位在低叶酸地区，研究终点精准定位为脑卒中，最终揭示了以往补充叶酸研究结果不一致的原因，不仅对中国而且对全世界脑卒中的预防都具有重要的意义。

根据 CSPPT 的研究结果，在我国现有的缺乏叶酸的营养状况下，对所有的高血压患者而言，补充叶酸均应作为脑卒中一级预防的策略，尤其在脑卒中高发的北方地区，而 CSPPT 所采用的降压药物中添加叶酸的措施在我国高血压患者中是切实可行的，可以保证依从性和固定剂量。因此，CSPPT 的研究结果对于我国脑卒中慢性病防治具有深远的意义。

参考文献

1. Lozano R, Naghavi M, Foreman K, et al. Global and regional mortality from 235 causes of death for 20 age groups in 1990 and 2010: a

systematic analysis for the Global Burden of Disease Study 2010. Lancet, 2012, 380(9859):2095-2128.

2. Writing group members, Lloyd-Jones D, Adams RJ, et al. Heart disease and stroke statistics—2010 update: a report from the American Heart Association. Circulation, 2010, 121(7):e46-e215.

3. Meschia JF, Bushnell C, Boden-Albala B, et al. Guidelines for the primary prevention of stroke: a statement for healthcare professionals from the American Heart Association/American Stroke Association. Stroke, 2014, 45(12):3754-3832.

4. Study of the Effectiveness of Additional Reductions in Cholesterol and Homocysteine(SEARCH)Collaborative Group, Armitage JM, Bowman L, et al. Effects of homocysteine-lowering with folic acid plus vitamin B12 vs placebo on mortality and major morbidity in myocardial infarction survivors: a randomized trial. JAMA, 2010, 303(24):2486-2494.

5. VITATOPS Trial Study Group. B vitamins in patients with recent transient ischaemic attack or stroke in the Vitamins to Prevent Stroke(VITATOPS)trial: a randomised, double-blind, parallel, placebo-controlled trial. Lancet Neurol, 2010, 9(9):855-865.

6. Lonn E, Yusuf S, Arnold MJ, et al. Homocysteine lowering with folic acid and B vitamins in vascular disease. N Engl J Med, 2006, 354(15):1567-1577.

7. Toole JF, Malinow MR, Chambless LE, et al. Lowering homocysteine in patients with ischemic stroke to prevent recurrent stroke, myocardial infarction, and death: the Vitamin Intervention for Stroke Prevention(VISP)randomized controlled trial. JAMA, 2004, 291(5):565-

575.

8. Galan P, Kesse-Guyot E, Czernichow S, et al. Effects of B vitamins and omega 3 fatty acids on cardiovascular diseases: a randomised placebo controlled trial. BMJ, 2010, 341:c6273.

9. Bønaa KH, Njølstad I, Ueland PM, et al. Homocysteine lowering and cardiovascular events after acute myocardial infarction. N Engl J Med, 2006, 354(15):1578-1588.

10. Jamison RL, Hartigan P, Kaufman JS, et al. Effect of homocysteine lowering on mortality and vascular disease in advanced chronic kidney disease and end-stage renal disease: a randomized controlled trial. JAMA, 2007, 298(10):1163-1170.

11. Albert CM, Cook NR, Gaziano JM, et al. Effect of folic acid and B vitamins on risk of cardiovascular events and total mortality among women at high risk for cardiovascular disease: a randomized trial. JAMA, 2008, 299(17):2027-2036.

12. Ebbing M, Bleie Ø, Ueland PM, et al. Mortality and cardiovascular events in patients treated with homocysteine-lowering B vitamins after coronary angiography: a randomized controlled trial. JAMA, 2008, 300(7):795-804.

13. Wang X, Qin X, Demirtas H, et al. Efficacy of folic acid supplementation in stroke prevention: a meta-analysis. Lancet, 2007, 369(9576):1876-1882.

14. Huo Y, Qin X, Wang J, et al. Efficacy of folic acid supplementation in stroke prevention: new insight from a meta-analysis. Int J Clin Pract, 2012, 66(6):544-551.

15. Holmes MV, Newcombe P, Hubacek JA, et al. Effect modification by population dietary folate on the association between MTHFR genotype, homocysteine, and stroke risk: a meta-analysis of genetic studies and randomised trials. Lancet, 2011, 378(9791):584-594.

16. Huo Y, Li J, Qin X, et al. Efficacy of folic acid therapy in primary prevention of stroke among adults with hypertension in China: the CSPPT randomized clinical trial. JAMA, 2015, 313(13):1325-1335.

17. Stampfer M, Willett W. Folate supplements for stroke prevention: targeted trial trumps the rest. JAMA, 2015, 313(13):1321-1322.

（霍勇）

叶酸、高同型半胱氨酸血症与慢性肾病

慢性肾病（chronic kidney disease，CKD）是由多种因素造成的以进行性肾损伤为特征的常见慢性疾病群。由于环境污染加剧、生活方式改变、糖尿病和高血压发病率增加等原因，全球 CKD 的患病率呈不断增长趋势。2008 年流行病学调查显示，中国成人 CKD 的患病率为 11.8%～13.0%（因地区不同而异）。据此估算，中国 CKD 患者数约为 1 亿。

CKD 患者是心血管疾病（cardiovascular diseases，CVD）的高危人群，尤其是中晚期 CKD 患者心脑血管病高发。与普通人群相比，CKD 患者心血管疾病呈明显年轻化和快速进展趋势。30 ～ 40 岁透析患者心血管病的发生率相当于 70 岁正常人群。北美人群调查显示，CKD 患者心肌梗死的发生率（每年 69%）明显高于糖尿病患者（每年 54%），是心血管疾病最高危人群。我国 2010 年多城市调查显示，透析患者心血管疾病的患病率为 57.0%，其中心力衰竭和缺血性心脏病的患病率分别为 44.0% 和 22.7%。心血管并发症如心力衰竭、心肌梗死、脑卒中和心律失常等是慢性肾衰竭患者的首位死亡原因。统计显示，我国 47% 终末期肾脏病（end stage renal disease，ESRD）患者死于心血管疾病。美国透析患者因心血管疾病死亡的发生率为每年 10.4% ～ 10.7%，占总死亡人数的 44%。年轻透析患者心血管疾病的病死率比普通人群高 100 倍。

CKD 患者心血管疾病的发病原因和机制非常复杂。CVD 的传统危险因素如糖尿病、高血压、吸烟、高脂血症及高龄等在 CKD 患者群中多普遍存在，并且高血压、脂代谢异常等危险因素更加严重。但这些传统危险因素尚不足以解释 CKD 患者 CVD 的高发病率和高病死率。其原因是 CKD 患者存在许多特殊的 CVD 危险因素，如尿毒症毒素、蛋白尿、贫血、钙磷代谢紊乱、微炎症状态及高同型半胱氨酸血症等。对这些 CKD 相关的特殊危险因素进行早期有效干预可能有助于减少 CKD 患者 CVD 的发生、发展。与贫血、钙磷代谢紊乱及微炎症状态等危险因素相比，高同型半胱氨酸血症在 CKD 患者 CVD 发生发展中的作用尚未被充分认识和重视，对这一危险因素的临床研究也相对较少。

血清同型半胱氨酸（homocysteine，Hcy）的正常水平为 10 ～ 15μmol/L。挪威的一项调查显示，8.5% 的人口存在轻度高同型半胱氨酸血症（血 Hcy 含量为 15 ～ 29.99μmol/L），0.8% 的人口存在中度高同型半胱氨酸血症（血 Hcy 含量为 30 ～ 99.99μmol/L），因此高同型半胱氨酸血症在普通人群中并不少见。导致高同型半胱氨酸血症的原因可能包括以下几方面：①维生素缺乏：维生素 B_6、维生素 B_{12} 及叶酸是 Hcy 代谢重要的辅因子，这些辅因子的缺乏导致血清 Hcy 升高，强化补充叶酸及 B 族维生素可降低血清 Hcy；②肾损害和肾功能异常：肾是同型半胱氨酸代谢和排泄的重要器官，体内 70% 的 Hcy 需经肾排泄，CKD 患者肾功能异常可导致 Hcy 经肾排泄减少，从而发生高同型半胱氨酸血症；③亚甲基四氢叶酸还原酶（methylenetetrahydrofolate reductase，MTHFR）缺乏：MTHFR 缺乏主要是由于 MTHFR 基因在 677 位点存在 CT 突变，普通人群中 10% 存在 TT 纯合子突变，43% 存在

CT 杂合子突变，TT 纯合子人群血清 Hcy 水平较正常人群增高约 20%。我国普通人群血清 Hcy 水平高于欧美国家，并且中国内地 75% 的高血压患者存在高同型半胱氨酸血症。其中主要原因之一是 60% 的中国人存在叶酸缺乏，可能与中国人的饮食习惯以及我国未在食品中进行叶酸强化补充有关。此外，对我国六大城市高血压患者的调查表明，我国 25% 的高血压患者 MTHFR 基因型为 TT 纯合子，这也可能与我国高同型半胱氨酸血症高发有关。尽管目前尚未进行我国 CKD 患者血清 Hcy 水平的流行病学调查，但上述数据提示中国 CKD 患者中高同型半胱氨酸血症的严重程度可能高于欧美国家。

CKD 患者普遍存在高同型半胱氨酸血症，并且血清 Hcy 水平与肾功能损害的程度呈正相关。CKD 患者 Hcy 蓄积的主要原因是肾实质病变导致肾脏对 Hcy 的代谢和排泄功能下降。药代动力学模型研究显示，慢性肾衰竭患者的 Hcy 清除的半衰期从对照组的 3.5 小时延长至 11.0 小时。此外，CKD 患者普遍存在营养不良，并且体内的叶酸、维生素 B_6 和维生素 B_{12} 会在透析过程中丢失，导致上述维生素缺乏，进一步加重高同型半胱氨酸血症；终末期肾脏病（end stage renal disease，ESRD）患者 Hcy 的中间代谢产物（包括 S- 腺苷同型半胱氨酸、硫酸、二甲基甘氨酸等）蓄积可能抑制 Hcy 的代谢。因此，慢性肾病变时多种因素导致 Hcy 清除功能障碍。在国外进行强化补充叶酸的地区，ESRD 患者血清 Hcy 水平大约为 25 μmol/L，而在非补充叶酸地区达到 35 μmol/L。中国南方医科大学南方医院的资料显示，我国 CKD 患者平均血清 Hcy 含量比正常人升高 1 ～ 2 倍。有心脑血管并发症的 CKD 患者血浆 Hcy 水平高于无心脑血管疾病者。

Hcy 是 CKD 氧化应激和炎症反应的重要指标。Hcy 对血管内皮有直接毒性作用，可通过抑制一氧化氮（NO）合成酶的减少，促使氧自由基和过氧化氢的生成，导致 NO 的降解增加而最终减少 NO 的生成，促进动脉粥样硬化加重。Hcy 可导致低密度脂蛋白氧化，增加脂蛋白 - 纤维蛋白的结合，促进血管平滑肌增殖和血小板凝聚，同时破坏机体凝血和纤溶系统的平衡导致血栓的形成。近年研究显示，Hcy 可抑制血管内皮细胞生长、刺激血管平滑肌增殖并促进单核细胞浸润，导致动脉粥样硬化斑块形成及破裂，导致急性冠状动脉综合征的发生，是冠心病、脑卒中及深静脉血栓等血管性疾病的重要危险因素。

CKD 患者血清 Hcy 增高是 CVD 发生发展的重要危险因素。一项针对 ESRD 患者的前瞻性研究显示，血清 Hcy 每升高 1μmol/L，发生 CVD 的风险就上升 1%。在动脉粥样硬化斑块处发现蛋白质结合 Hcy 高表达，局部的 Hcy 可能参与血管平滑肌细胞向成骨细胞分化。Hcy 能够促进血管内膜增厚，弹力纤维破坏，血管平滑肌细胞增殖和胶原纤维合成增加，以及促进成骨细胞分化和血管钙化。早期的荟萃分析显示，血清 Hcy 降低 25% 可使缺血性心脏病风险下降 11%，脑卒中的风险下降 19%。

补充叶酸和 B 族维生素防治 ESRD 患者 CVD 仍有争议。早期的临床研究结果显示，补充叶酸或联合使用 B 族维生素能够降低透析患者的 Hcy 水平。轻中度肾功能损害的 CKD 患者经过降低 Hcy 治疗后，动脉内膜中层厚度降低，血流介导的动脉扩张功能也得到改善。但之后的几个较大样本 RCT 研究结果却未能观察到补充叶酸和 B 族维生素对晚期 CKD 患者心血管疾病的益处。HOPE-2 的亚组分析显示，降 Hcy 治疗未能降低中等肾功能不全患者的心血管疾病风险。需要注意的是，上述阴性结果的临床研究均是在实施了强化补充叶酸措施的地区进行，并且研究对象中糖尿病患者的比例高，这些因素可能对研究结果产生干扰。最近的荟萃分析收集 9 个补充叶酸防治 CVD 的随机研究，共计纳入 8234 例 CKD 患者，结果显示补充叶酸能够使 CKD 患者 CVD 风险降低 10%。进一步分析显示，补充叶酸防治 CVD 的效果在 ESRD 患者、未强化补充叶酸地区人群更显著（*RR* 分别为：0.85，0.82），并且在糖尿病较少的研究中疗效更显著（*RR*：0.80）。

最近我国进行了中国脑卒中一级预防试验（CSPPT），该研究纳入 20 702 例成人高血压患者，在使用依那普利的基础上补充叶酸治疗，结果显示，与单纯依那普利治疗相比，依那普利联合叶酸治疗显著降低高血压患者发生脑卒中的风险。最近，我们利用 CSPPT 人群完成了补充叶酸对高血压人群肾功能影响的研究（CSPPT-CKD），进一步探讨补充叶酸对高血压人群尤其是伴有 CKD 患者的肾功能下降的影响。该研究的主要终点为血清肌酐较基线升高 $\geq 50\%$，或进入透析治疗。研究结果显示，叶酸联合依那普利组的主要终点发生率 2.6% 低于单纯依那普利治疗组（3.1%），补充叶酸使发生主要终点风险降低 20%（*OR*：0.80，95% *CI*：0.64 ~ 1.00），并且显著延缓 eGFR 的下降速率。对于基线有 CKD 的患者，补充叶酸组主要终点的发生率（2.3%）明显低于对照组（6.8%），主要终点的发生风险显著降低（*OR*：0.37，95% *CI*：0.21 ~ 0.66），肾功能快速降低的风险亦显著降低（*OR*：0.67，95% *CI*：0.47 ~ 0.96）。在非 CKD 患者人群，两组间比较无显著性差异。根据 MTHFR C677T 基因型分组分析，补充叶酸对 CC 型基因人群的肾保护作用最明显（待发表资料）。

参考文献

1. Zhang L，Wang F，Wang L，et al. Prevalence of chronic kidney disease in China: a cross-sectional survey. Lancet，2012，379(9818):815-822.

2. Tonelli M，Muntner P，Lloyd A，et al. Risk of coronary events in people with chronic kidney disease compared with those with diabetes: a population-level cohort study. Lancet，2012，380(9844): 807-814.

3. Hou F，Jiang J，Chen J，et al. China collaborative study on dialysis: a multi-centers cohort study on cardiovascular diseases in patients on maintenance dialysis. BMC Nephrol，2012，13: 94.

4. Hhoucher Z，Hhoucher B，Touabti A，et al. Nutrictional factors, homocysteine and C677T polymorphism of the methlenetetrahydrofolate reductase gene in algerian subjects with cardiovascular disease. Pteridines，2012，23(1):14-21.

5. Hao L，Ma J，Zhu J，et al. High prevalence of hyperhomocysteinemia in Chinese adults is associated with low folate，vitamin B-12，and vitamin B-6 status. J Nutr，2007，137(2):407-413.

6. Van Guldener C，Kulik W，Berger R，et al. Homecysteine and methioninc metabolism in ESRD：a stable isotope study. Kidney Int，1999，56(3)：1064-1071.

7. Guttormson AB，Ueland PM，Svarstad E，et al. Kinetic basis of hyperhomecysteinemia in patient with chronic renal failure. Kidney Int，1997，52(2)：495-502.

8. Tremblay R，Bonnardeaux A，Geadall D，et al. Hyperhomecysteinemia

in hemodialysis patients：effects of 12-month supplementation with hydro soluble vitamins. Kidney Int，2000，58(2)：851-858.

9. 余月明，侯凡凡，周华，等. 慢性肾衰患者同型半胱氨酸血症与动脉粥样硬化的关系. 中华内科杂志，2002，41(8): 517-521.

10. Heinz J，Kropf S，Luley C，et al. Homocysteine as a risk factor for cardiovascular disease in patients treated by dialysis: a meta-analysis. Am J Kidney Dis，2009，54(3): 478-489.

11. Kaul S，Zadeh AA，Shzh PK，et al. Homocysteine hypothesis for atherothrombotic cardiovascular disease not validated. J Am Coll Cardiol，2006，48(5):914-923.

12. Xu H，Liu C，Wang Q. Plaque image characteristics, hyperhomocysteinemia, and gene polymorphism of homocysteine metabolism-related enzyme(MTHFR C677T)in acute coronary syndrome. Cell Biochem Biophys，2013，66(2):403-407.

13. Van Campenhout A，Moran CS，Parr A，et al. Role of homocysteine in aortic calcification and osteogenic cell differentiation. Atherosclerosis，2009，202(2):557–566.

14. Qin X，Huo Y，Langman CB，et al. Folic acid therapy and cardiovascular disease in ESRD or advanced chronic kidney disease: a meta-analysis. Clin J Am Soc Nephrol，2011，6(3):482-488.

15. Jamison RL，Hartigan P，Kaufman JS，et al.Effect of homocysteine lowering on mortality and vascular disease in advanced chronic kidney disease and end-stage renal disease: a randomized controlled trial. JAMA，2007，298(10):1163–1170.

16. Lonn E, Yusuf S, Arnold MJ, et al. Homocysteine lowering with folic acid and B vitamins in vascular disease. N Engl J Med, 2006, 354(15):1567–1577.

17. Mann JF, Sheridan P, McQueen MJ, et al. Homocysteine lowering with folic acid and B vitamins in people with chronic kidney disease: results of the renal Hope-2 study. Nephrol Dial Transplant, 2008, 23(2):645–653.

18. Qin X, Huo Y, Xie D, et al. Homocysteine-lowering therapy with folic acid is effective in cardiovascular disease prevention in patients with kidney disease: A meta-analysis of randomized controlled trials. Clin Nutr, 2013, 32(5): 722-727.

19. Huo Y, Li J, Qin X, et al. Efficacy of folic acid therapy in primary prevention of stroke among adults with hypertension in China: the CSPPT randomized clinical trial. JAMA, 2015, 313(13):1325-1335.

（梁敏）

高血压患者降压靶值的设定和中国脑卒中一级预防 2 研究

　　半个世纪以来，心脑血管疾病的一级预防在全球范围内得到了广泛重视。多数欧美发达国家在一级预防方面已取得了显著成绩，发病率已明显下降；而我国心脑血管病的发病率仍呈上升趋势，其中脑卒中发病率正以每年 8.7%的速度递增。同时，我国目前心脑血管疾病死亡人数占总死亡人数的 45% 以上，每年 300 万心脑血管死亡人数中至少 50% 与高血压有关。因此，心脑血管疾病的一级预防仍需给予高度重视。

　　高血压是心脑血管疾病的最主要的危险因素，也是我国最常见的累及约 2.6 亿人群的重大慢性病，严重消耗医疗和社会资源。我国 10 组人群研究表明，血压水平与心脑血管（脑卒中）发病危险呈对数线性关系。基线收缩压每升高 10 mmHg，脑卒中发生的相对风险增加 49%；舒张压每升高 5 mmHg，脑卒中风险增加 46%。而高血压是可以预防和控制的疾病。因此，控制高血压是心血管事件一级预防的最重要措施。

高血压控制过程中，将血压降至多少才能最大程度上保护靶器官，同时降低心脑血管事件及死亡风险？各国高血压指南制定的降压目标值也不尽相同。美国高血压委员会发布的《2014 成人高血压管理指南》（JNC8）的推荐为：年龄 ≥ 60 岁的老年受试者，当血压 ≥ 150/90mmHg 时可考虑启动药物治疗，并将血压降至此值以下；年龄 < 60 岁，血压 ≥ 140/90mmHg 可考虑启动降压药物治疗，并将血压控制在该目标值以下。而欧洲发布的《高血压治疗指南》（ESH/ESC）推荐：年龄 ≥ 80 岁的老年受试者，血压 ≥ 150/90mmHg 才可考虑开始降压，并将血压降至 150/90mmHg 以下；对于合并糖尿病和慢性肾病的受试者推荐降压目标值为 140/90mmHg；而对于同时合并蛋白尿的受试者则推荐降压目标值为 130/80mmHg。我国 2010 年颁布的《中国高血压防治指南》推荐：65 岁以上老年人收缩

压应控制在 150mmHg 以下；伴有糖尿病、非糖尿病肾病的受试者可将血压降至 130/80mmHg。

由此可见，何时开始降压、不同人群的降压靶值是多少，是颇有争议的重大问题。新近公布的"收缩期血压干预试验"（Systolic Blood Pressure Intervention Trial, SPRINT），在现行指南推荐降压目标值基础上，研究进一步降低血压能否获益。采用多中心、随机、单盲设计，共纳入 9361 名年龄 ≥ 50 岁，收缩压 130 ～ 180 mmHg 且至少具有一项心血管疾病危险因素的高血压患者，并排除合并糖尿病、既往脑卒中史或终末期肾病患者。随机分为强化降压组（SBP 目标值＜ 120 mmHg）和标准降压组（SBP 目标值＜ 140 mmHg）。结果显示，强化降压组心血管死亡相对风险较标准组降低 43%。研究计划随访 4 ～ 6 年，因强化降压组患者获益显著，于 2015 年 9 月份提前终止，实际平均随访 3.26 年。SPRINT 研究证实对于年龄较大、存在心血管疾病危险因素且无糖尿病的高血压患者，将血压控制在 120 mmHg 以下较 140 mmHg 以下可显著降低致命和非致命心血管事件及全因死亡率。同样，另一项荟萃分析纳入了 61 个前瞻队列共 100 万研究对象数据进行研究，结果显示对于 40 ～ 69 岁受试者血压每升高 20mmHg，脑卒中病死率及缺血性心脏病病死率均增加 1 倍，而对于

80 ～ 89 岁受试者则风险增加更多。

然而，近年有研究认为，血压降低水平与心血管事件呈"J形曲线"关系，即 SBP 和 DBP 降至明显低值的益处小于降至适度血压值时的益处。如 ACCOMPLISH 研究事后分析结果显示：血压降至 130 ～ 140mmHg 可最大程度降低心血管死亡率，继续降低血压水平则增加心血管死亡风险。然而对于脑卒中终点，当血压进一步降至 110 ～ 120mmHg 水平仍有显著的降低脑卒中发生风险的获益趋势。但也有一些研究分析得出了"J形曲线效应"不存在的结论。在低中危高血压受试者中进行的三项研究表明：与 SBP > 140mmHg 的对照组相比，SBP 降至 140mmHg 以下显著降低不良心血管事件。其研究结果还显示，接受非强化治疗组的心血管事件发生危险处于高危范围（10 年内心血管事件发病率和病死率 > 20%）。另外，大量有关老年人（包括年龄 > 80 岁)抗高血压治疗的随机试验显示：降低心血管事件的平均 SBP 从未低于 140mmHg。而在日本进行的两项研究显示，强化降压治疗与非强化降压治疗相比，亦未能观察到 SBP 降至 136 和 137mmHg 优于 145 和 142mmHg 的获益。但以往这些研究还存在一定局限性：①很多研究都只是事后分析，而非 RCT 研究；②不同的研究所设定的降压目标值以及最终达到的血压值均不同；③

以往研究纳入的受试人群不同，多为合并心血管危险因素的中高危人群，且干预治疗方案也不尽相同，而基于低危人群的降压靶目标值研究相对缺乏。因此，就高血压人群血压到底该降到什么靶值这一重要科学问题，各临床指南亟需基于低中危人群的 RCT 研究来提供证据支持。

中国脑卒中一级预防研究（简称 CSPPT）是一项由中外知名医学专家共同参与的临床研究。研究相关结果进一步分析提示，以 60 岁作为界值：对于年龄＜ 60 岁，将 SBP 从当前指南推荐的均值 140mmHg 降低到 130mmHg，脑卒中风险进一步降低 52%，全因死亡风险降低 49%；将 SBP 进一步降低至 120mmHg，脑卒中风险并未增加，全因死亡风险仍可降低 48%。对于年龄≥ 60 岁，将 SBP 从当前指南推荐的均值 150mmHg 降低至 140mmHg，脑卒中风险降低 30%，全因死亡风险降低 32%；进一步降低到 130mmHg，脑卒中风险进一步降低 58%，全因死亡风险降低 37%（结果尚未发表）。以上结果表明，在现有指南推荐的降压靶值基础上，更低的血压值可能降低更多的脑卒中风险，而降低 10mmHg 可最大限度降低全因死亡风险。据此有理由相信，即使对于老年人，将 SBP 由 150mmHg 进一步降低到 130mmHg，仍将有明确的临床获益。

综上所述，关于高血压人群降压目标值的探索，仍是世界公共卫生领域尚未解决的一项重大挑战。针对合并不同危险因素的高血压人群、不同终点事件的降压靶值也不甚明确。在我国，高血压及其合并症的流行现状尤为严峻。结合我国不同于西方国家的人群特征，以及中国本土循证医学证据的缺乏，为降低我国高血压人群病死率及心脑血管事件发生率，亟需针对中国高血压受试者的相关研究制定适用于中国人群的临床防治指南。

为此，我国即将进行的另一项中国脑卒中一级预防研究——CSPPT2，是一项随机、开放、盲终点、对照研究，预计共纳入 33 000 名年龄 ≥ 60 岁的高血压受试者，随机分为 3 个不同降压靶值组：常规降压组 SBP 140 ～ 149 mmHg，降压低值组 SBP 130 ～ 139 mmHg 和强化降压组 SBP < 130 mmHg，研究观察强化降压是否能够更有效降低脑卒中和心脑血管复合终点事件风险，预计随访 5 年。我们期待 CSPTT2 研究能为高血压指南提供更多循证医学证据，为我国脑卒中一级预防提供有效策略。

参考文献

1. Li YC, Wang LM, Jiang Y, et al.Prevalence of hypertension among Chinese adults in 2010 . Zhonghua Yu fang Yi xue Za zhi, 2012, 46(5):409-413.

2. 国家心血管病中心. 中国心血管病报告 2012. 2013.

3. Zhang HY，Yang J，Zhou BE，et al.A perspective study on risk factors of stroke in ten Chinese populations.Chinese Journal of Prevention and Control of Chronic Diseases，1996，(4)：150.

4. James PA，Oparil S，Carter BL，et al. 2014 evidence-based guideline for the management of high blood pressure in adults: report from the panel members appointed to the Eighth Joint National Committee(JNC 8). JAMA，2014，311(5):507-520.

5. Weber MA，Schiffrin EL，White WB，et al. Clinical practice guidelines for the management of hypertension in the community a statement by the american society of hypertension and the international society of hypertension. J Hypertens，2014，32(1):3-15.

6. 中国高血压防治指南修订委员会. 中国高血压防治指南 2010. 中华心血管病杂志，2011，39(7):579-616.

7. SPRINT Research Group，Wright JT Jr，Williamson JD，et al. Randomized Trial of Intensive versus Standard Blood-Pressure Control. N Engl J Med，2015，373(22):2103-2116.

8. Lewington S，Clarke R，Qjzilbash N，et al. Age-specific relevance of usual blood pressure to vascular mortality：a meta-analysis ofindividual data for one million adults in 61 prospective studies．Lancet，2002，360(9349)：1903-1913．

9. Cruickshank JM，Thorp JM，Zacharias FJ. Benefits and potential harm of lowering high blood pressure. Lancet，1987，1(8533):581-584.

10. Alderman MH，Ooi WL，Madhavan S，et al. Treatment-induced blood pressure reduction and the risk of myocardial infarction. JAMA，

1989，262(7):920-924.

11. Boutitie F，Gueyffier F，Pocock S，et al. J-shaped relationship between blood pressure and mortality in hypertensive patients: new insights from a meta-analysis of individual-patient data. Ann Intern Med，2002，136(6):438-448.

12. Messerli FH，Mancia G，Conti CR，et al. Dogma disputed: can aggressively lowering blood pressure in hypertensive patients with coronary artery disease be dangerous? Ann Intern Med，2006，144(12):884-893.

13. Bangalore S，Messerli FH，Wun CC，et al.J-curve revisited: An analysis of blood pressure and cardiovascular events in the Treating to New Targets(TNT)Trial. Eur Heart J，2010，31(23):2897-2908.

14. Cooper-DeHoff RM，Gong Y，Handberg EM，et al. Tight blood pressure control and cardiovascular outcomes among hypertensive patients with diabetes and coronary artery disease. JAMA，2010，304(1):61-68.

15. Okin PM，Hille DA，Kjeldsen SE，et al. Impact of lower achieved blood pressure on outcomes in hypertensive patients. J Hypertens，2012，30(4):802-810.

16. Adler AI，Stratton IM，Neil HA，et al.Associationofsystolicbloodpressurewithmacrovascular and microvascular complications of type 2 diabetes(UKPDS 36): prospective ob- servational study. BMJ，2000，321(7258):412-419.

17. Medical Research Council Working Party. MRC trial of treatment of mild hypertension: principal results. Medical Research Council Working Party.Br Med J(Clin Res Ed)，1985，291(6488): 97-104.

18. Hypertension Detection and Follow-up Program Cooperative Group. The effect of treatment on mortality in "mild" hypertension: results of the Hypertension Detection and Follow-up Program. N Engl J Med, 1982, 307(16): 976-980.

19. Liu L, Zhang Y, Liu G, et al. The Felodipine Event Reduction(FEVER)Study: a randomizedlong-term placebo-controlled trial in Chinese hypertensive patients. J Hypertens, 2005, 23(12): 2157–2172.

20. Huo Y, Li J, Qin X, et al. Efficacy of Folic Acid Therapy in Primary Prevention of Stroke Among Adults With Hypertension in China The CSPPT Randomized Clinical Trial. JAMA, 2015, 313(13):1325-1335.

（鲍慧慧）

补充叶酸对脑卒中二级预防的价值

目前来自国内霍勇教授团队的世界上首次针对高血压患者补充叶酸以预防脑卒中的大规模、随机双盲、对照研究，即中国脑卒中一级预防研究（China stroke primary prevention trial，CSPPT）为叶酸对脑卒中的一级预防作用提供了充分的证据，表明补充叶酸可以显著降低21%的首次脑卒中风险，并且即使是单纯补充叶酸，也有利于减小脑卒中乃至心脑血管疾病的发生率。但在叶酸对于脑卒中的二级预防价值方面国内外研究说法不一，没有明确的证据能够说明其有效性。因此，本文旨在论述叶酸对于脑卒中的二级预防是否存在价值。

23. 国内外指南对脑卒中伴高同型半胱氨酸血症患者二级预防的推荐

美国心脏协会和美国卒中协会卒中二级预防指南推荐，在近期有缺血性脑卒中或短暂性脑缺血发作（transient ischemic attack，TIA）发生且血同型半胱氨酸（homocysteine，Hcy）增高的患者中，没有必要对高同型半胱氨酸血症（hyperhomocysteinemia，HHcy）进行常规筛查；在已知存在轻至中度 HHcy 的近期缺血性脑卒中或 TIA 成年患者中，补充叶酸、维生素 B_6 和维生素 B_{12} 可以安全地降低 Hcy 水平，但并未证实能预防脑卒中（Ⅲ级推荐；B 级证据）（表 4）。

欧洲缺血性脑卒中二级预防指南中指出，HHcy 与脑卒中的发生相关，应用叶酸、维生素 B_6 和 B_{12} 可以降低血 Hcy 水平，但可能不会减少脑卒中的再发而且可能会增加血管事件的发生率。

加拿大脑卒中二级预防指南指出在脑卒中伴 HHcy 患者中不推荐常规补充单一维生素或者复合维生素（Ⅲ级推荐；A 级证据）。在有脑卒中或 TIA 病史的患者中建议采用地中海饮食而不是高脂饮食（Ⅱ级推荐，C 级证据）。地中海饮食是强调蔬菜、水果、全谷物和低脂的奶产品、家禽、鱼、橄榄油、坚果等的摄入,限制糖和红肉的摄入。

我国 2014 年缺血性脑卒中和短暂性脑缺血发作二级预防指南中提到:对近期发生缺血性脑卒中或 TIA 且血 Hcy 水平轻至中度增高的患者,补充叶酸、维生素 B_6 以及维生素 B_{12},可降低 Hcy 水平,但尚无足够证据支持降低 Hcy 水平能够减少脑卒中复发风险(Ⅱ级推荐,B 级证据)。国内外相关指南中未推荐补充叶酸预防脑卒中的复发。

24. 叶酸对脑卒中二级预防无效的证据

在一项多中心、前瞻、随机、双盲、安慰剂对照的试验 VITATOPS 中,认为日常联用叶酸(2mg)、维生素 B_6、维生素 B_{12} 治疗近期(7 个月之内)有脑卒中或 TIA 的患者是安全的,但是与安慰剂对比,在降低主要血管事件有效性方面没有统计学差异 [危险比(*RR*):0.91,95%*CI*:0.82 ~ 1.00,*P*=0.05;绝对风险降低率:1.56%,95% *CI*:0.01 ~ 3.16]。这项研究结论具有概括性,因为研究包括的人群是来自世界各地没有暴露于强制性叶酸增强的地区,如澳大利亚。其研究数据结论分析见图 10。

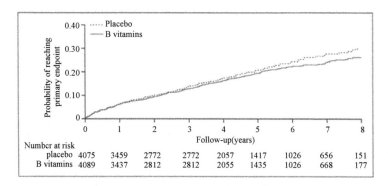

图 10　治疗组与安慰剂组主要结局的荟萃分析

（图片来源：VITATOPS Trial Study Group. B vitamins in patients with recent transient ischaemic attack or stroke in the vitamins to prevent stroke（vitatops）trial: A randomised, double-blind, parallel, placebo-controlled trial. Lancet Neurol, 2010, 9（9）:855-865.）

　　在对 VITATOPS 试验的预先假设再次分析时发现，当主要观察终点是新发的认知损害，其评价标准由 MMSE 量表在超过 2 次的随访中得分＜ 24 来定义。在随访 3.4 年后，该分析表明与安慰剂组对比，日常联用叶酸（2mg）、维生素 B_6、维生素 B_{12} 降低了总 Hcy 的平均水平（10.2 μmol/L：14.2μmol/L；P＜ 0.001），但是 MMSE 评分并没有显著提高（0.22:0.25；95%CI：0.13 ～ 0.19，P=0.726）；在降低认识损害的发病率（5.51%：5.47%；危险比：1.01，95%CI：0.69 ～ 1.48，P=0.976）和认知下降的发病率（9.1%:10.3%；危险比：0.89，95%CI：0.67 ～ 1.18，P=0.414）方面没有差别，而且降低认识损害和认知下降整体程度上也没有统计学差异（11.0% :11.3% ；危险比：0.98，95%CI：0.75 ～ 1.27，P=0.855）。

此外一些临床研究如 HOPE-2 随机对照试验表明补充叶酸（2.5mg）联合维生素 B_6、维生素 B_{12}，可以降低血浆 Hcy 浓度，但与安慰剂对比在心肌梗死、脑卒中、其他血管事件死亡结局方面没有统计学差异（$P > 0.05$）。维生素干预预防脑卒中研究（Vitamin Intervention for Stroke Prevention，VISP）表明，在无症状脑卒中患者中给予高剂量维生素（叶酸 2.5mg，维生素 $B_6$25mg ，维生素 B_{12}0.4mg）比对照组给予低剂量维生素（叶酸 20μg，维生素 B_6 200μg，维生素 B_{12} 6μg）降低了 Hcy 的平均浓度为 2μmol/L，但在预防脑卒中上两者没有显示出明显的效果。

在对 VISP 试验事后比较分析时，调整基本人口学特征和临床因素，对年龄进行分层（< 67 岁或 > 67 岁）评估高剂量维生素的疗效。显示在 > 67 岁的人群中，高剂量 B 族维生素治疗与脑卒中风险的降低、心肌梗死或死亡有关（校正后的 HR：0.76，95% CI：0.58 ～ 0.99），并且有降低脑卒中可能性的趋势（校正后的 HR：0.86，95% CI：0.59 ～ 1.25），对 67 岁以下患者的结果没有发现明显效果。

不同的是 NORVIT 试验说明了补充叶酸（0.8 mg）联

合维生素 B_6、维生素 B_{12} 没有降低急性脑卒中患者脑血管疾病的复发风险，而且目前只有这个试验表明补充 B 族维生素甚至可能会对脑卒中或心肌梗死后患者有害。目前其研究数据分析见图 11。

Variable	Total No.	Folic Acid, B12, and B6 (N=937)	Folic Acid and B12 (N=935)	B6 (N=934)	Placebo (N=943)	Folic Acid and B12 vs. No Folic Acid and B12* Rate Ratio (95% CI)§	P Value	B6 vs. No B6† Rate Ratio (95% CI)§	P Value	Folic Acid, B12, and B6 vs. Placebo‡ Rate Ratio (95% CI)§	P Value
		no. of cases (rate/1000 observation-yr)									
Primary end point¶	716	201 (81.6)	168 (66.9)	175 (70.1)	172 (67.2)	1.08 (0.93-1.25)	0.31	1.14 (0.98-1.32)	0.09	1.22 (1.00-1.50)	0.05
Myocardial infarction|	643	182 (73.0)	147 (57.5)	161 (64.0)	153 (59.2)	1.06 (0.91-1.24)	0.47	1.17 (1.00-1.37)	0.05	1.23 (0.99-1.52)	0.06
Fatal**	235	68 (24.5)	47 (16.8)	61 (22.1)	59 (21.0)	0.96 (0.74-1.24)	0.75	1.24 (0.96-1.61)	0.10	1.19 (0.84-1.69)	0.34
Nonfatal	462	132 (53.0)	113 (44.2)	113 (44.9)	104 (40.2)	1.14 (0.95-1.37)	0.16	1.15 (0.96-1.38)	0.14	1.30 (1.00-1.68)	0.05
Stroke	98	21 (7.7)	28 (10.2)	22 (8.1)	27 (9.7)	1.02 (0.68-1.51)	0.94	0.81 (0.54-1.20)	0.29	0.83 (0.47-1.47)	0.52
Death from any cause	365	104 (37.5)	80 (28.7)	92 (33.4)	89 (31.7)	1.02 (0.83-1.26)	0.82	1.19 (0.96-1.46)	0.11	1.21 (0.91-1.61)	0.19
Hospitalization for unstable angina pectoris	488	125 (50.5)	126 (50.6)	105 (41.6)	132 (53.0)	1.06 (0.89-1.27)	0.50	0.88 (0.74-1.05)	0.17	0.93 (0.73-1.19)	0.57
Coronary-artery bypass surgery	584	138 (57.1)	139 (57.0)	150 (63.3)	157 (65.0)	0.90 (0.76-1.05)	0.18	0.99 (0.84-1.17)	0.91	0.89 (0.71-1.13)	0.34
Percutaneous coronary intervention	1096	257 (122.6)	270 (129.4)	279 (135.0)	290 (141.6)	0.92 (0.82-1.03)	0.16	0.94 (0.83-1.05)	0.27	0.86 (0.72-1.02)	0.08
Cancer	144	40 (15.5)	39 (14.9)	25 (9.8)	40 (15.2)	1.22 (0.88-1.70)	0.23	0.84 (0.60-1.16)	0.29	1.02 (0.65-1.58)	0.94

* The comparison is for the combination-therapy group and the group given folic acid and vitamin B_{12}, with the group given vitamin B_6 and the placebo group.
† The comparison is for the combination-therapy group and the group given vitamin B_6, with the group given folic acid and vitamin B_{12} and the placebo group.
‡ The comparison is for the combination-therapy group with the placebo group.
§ Values were adjusted for study center. CI denotes confidence interval.
¶ The primary end point was a composite of nonfatal or fatal myocardial infarction (including sudden death attributed to coronary heart disease) and nonfatal or fatal stroke. Only the first event is included in the composite primary end point.
\| If a participant first had a nonfatal myocardial infarction and then a fatal myocardial infarction, only the nonfatal myocardial infarction was included in the category of myocardial infarction.
** The category includes sudden death attributed to coronary heart disease.

图 11　临床结局与相对危险度

（图片来源:Bonaa KH，Njolstad I，Ueland PM，et al. Homocysteine lowering and cardiovascular events after acute myocardial infarction. N Engl J Med，2006，354（15）:1578–1588.）

25. 叶酸对脑卒中二级预防有效的证据

国内张芬团队的一项随机对照研究（n=100，盲法未说明），其中观察组服用叶酸联合维生素，对照组仅服用维生素，结果表明叶酸与维生素联合使用，能够有效提高脑卒中的预后以及降低复发率（$P=0.035$）。

国内另一项随机对照研究（$n=147$，盲法未知）结果表明，采用马来酸依那普利叶酸片能够有效降低患者的血清 Hcy 水平（$P < 0.05$），促进颈动脉内膜中层厚度稳定，进而显著降低脑卒中再发率和病死率，在脑卒中二级预防中具有重要作用，效果明显优于依那普利片。

国外在对 VITATOPS 试验的亚组再分析时发现，日常补充 B 族维生素两年与安慰剂组对比，所有近期有脑卒中或 TIA 病史的患者其脑白质高信号的改变（$0.08\ cm^3$：$0.13\ cm^3$；$P=0.419$）和腔隙性脑梗死的发生率方面（8.0%：5.9%；$P=0.434$，$OR：1.38$）没有差异。但在 MRI 有明显证据表明在合并严重脑血管疾病的患者中再分析时发现，补充 B 族维生素与脑白质高信号量的有效降低有关（$0.3\ cm^3$：$1.7\ cm^3$；$P=0.039$）。这些患者我们认为可能对 B 族维生素治疗更易产生有益的效果，因此可以提出补充 B 族维生素可能降低脑白质高信号的假设。脑白质高信号与脑卒中患者伤残率有关，因此若这个假设成立将影响脑卒中的治疗措施。

此外对 VITATOPS 试验的卒中病因子集的亚组分析中表明，给予 B 族维生素治疗降低了患有腔隙性脑梗死个体血管事件的复发风险。除此之外，另一项对 VITATOPS 的事后比较分析发现，起初服用抗血小板药物的受试者，给予 B 族维生素治疗没有疗效（*HR*：0.94，95% *CI*：0.83～1.07）。相反的在没有服用抗血小板药物的受试者中，与安慰剂对比给予 B 族维生素治疗对主要血管事件的预防作用是有统计学差异的（*HR*：0.76，95% *CI*：0.60～0.96），说明没有服用抗血小板的个体从中获益更大。

26. 不同结论差异的原因分析

补充叶酸对脑卒中的二级预防作用之所以存在不同结果，可能与试验研究人群是否存在高叶酸摄入、是否联用他汀类药物、脑卒中病因的差异、基础疾病的不同、基线 Hcy 水平以及补充叶酸的剂量等有关。

在对 HOPE-2 试验的事后分析中表明补充 B 族维生素的治疗作用在血浆 Hcy 和胆固醇水平较高，且没有接受抗血小板治疗和降脂药的个体更有效。VITATOPS 的事后比较分析也为没有接受过抗血小板药物的个体在通过补充 B 族维生素降低 Hcy 水平在主要血管事件的二级预防方面的有效性提供了支持。

在合并基础疾病方面，在患有糖尿病肾病和肾小球滤过率小于 50ml/min 的患者中 B 族维生素增加了其脑血管事件的发生。

补充叶酸对脑卒中预防的有效性可能还与引起脑卒中的原因有关。补充叶酸治疗对动脉粥样硬化型脑卒中和脑卒中病因是高 Hcy 而不是高热量摄入或高脂饮食的患者来说可能更有效。我们推测其疗效在发展中国家如中国等微量营养素摄入缺乏的地区会更有效，中国林县的一项临床研究为这种假设提供了一些证据。

对 VISP 试验的一个亚组事后分析中，我们推断年龄与 B 族维生素预防治疗脑卒中伴 HHcy 者的脑卒中复发有关，年长者更可能从中获益。但这个发现与分析 HOPE-2 随机对照试验结果得出的个体＜ 69 岁比＞ 70 岁的个体从补充 B 族维生素中得到更大的治疗益处（P=0.29）是不一致的。然而，在 HOPE-2 临床随机试验的事后分析中比较的是非调整的脑卒中发病率，而在 VISP 试验，分析时控制了很多影响因素如维生素 B_{12} 的水平、肾功能和抗血小板药物的使用，这些因素被标准化来修正 B 族维生素治疗对血管事件风险的效果。这种处理问题的不同方式可以为脑卒中事件后降低血管事件风险的临床研究提供一定的思路。

我们可以从一项荟萃分析中得知补充叶酸在没有或者部分叶酸增强的人群中可以有效地降低 11% 脑卒中风险。与此相反，当临床试验在叶酸增强的人群中进行时其危险比为 1.03（95%*CI*: 0.88 ～ 1.21）。但 HOPE-2、VITATOPS

临床随机试验均是在没有叶酸高摄入地区进行的，也没有得到补充叶酸对脑卒中二级预防的有效性，因此高叶酸摄入并不一定影响其有效性。临床试验补充叶酸的量可能也会影响结果的有效性，在一项荟萃分析中指出日常补充叶酸来降低 Hcy 水平的上限用量大约为 0.8mg，目前尚没有证据表明在脑卒中预防中大剂量叶酸可以增加有效性（图 12）。

Stratification variables	Stroke events/Total subjects		RR	p-value
	Active group	Control group		
Overall {8,9,24-26,28,30-32,35}	914/21703	1024/21723	0.89 (0.82-0.97)	0.010
Percent use of statins†				
≤ 80%, low median {28,30-32}	190/6443	249/6461	0.77 (0.64-0.92)	0.005
> 80%, high median {8,24,25,35}	326/9115	352/9133	0.93 (0.80-1.07)	0.31
Treatment regimen				
Folic acid alone {24,32}	16/456	30/452	0.53 (0.30-0.96)	0.04
Folic acid with other B vitamins {8,9,25,26,28,30,31,35}	898/21247	994/21271	0.90 (0.83-0.99)	0.02
Daily folic acid dose (mean)				
≤ 0.8 mg, low median {8,24,28,30,35}	128/6611	171/6640	0.75 (0.60-0.94)	0.01
> 0.8 mg, high median {9,25,26,31,32}	786/15092	853/15083	0.92 (0.84-1.01)	0.08

†Only trials reporting the value were included in the analysis. The risk estimation is based on a fixed-effects model. RR, relative risk.

图 12　在无或叶酸部分强化人群中通过相关因素分析来比较补充叶酸治疗和对照组对脑卒中风险的差异

（图片来源：Homocysteine Lowering Trialists' Collaboration. Dose-dependent effects of folic acid on blood concentrations of homocysteine: A meta-analysis of the randomized trials. Am J Clin Nutr，2005，82（4）:806-812.）

但国内外已发表的多项临床试验研究其叶酸使用剂量不等，有的为 0.8mg 或者更低，有的超过了 0.8mg，这可能也是众多研究结论不一致的原因之一。

27. 目前新的研究进展

中国陕西省赵钢教授团队的一项多中心、随机、对照临床试验研究的提议方案，打算在中国地区对伴有 HHcy 且食物中无叶酸增强史的患者开展脑卒中的二级预防。研究旨在确定补充叶酸（0.8mg）、维生素 B_6 和维生素 B_{12} 减少 Hcy 对脑卒中的复发和脑卒中患者因为血管事件死亡的疗效。该方案的独特之处在于：①纳入患者的 Hcy 水平 ≥ 15 mmol/L；②患者有潜在的病理机制即可能发生动脉粥样硬化型脑梗死；③该研究在中国北方进行，该地区人群有很高的 HHcy 发病率，MTHFR TT 型比重大，并且没有叶酸补充史。

在亚洲地区脑卒中不仅发病率高而且人群脑卒中危险性大，因此人们更有可能从叶酸治疗中获益，故在亚洲地区开展此项研究非常有必要。

如今在补充叶酸预防脑卒中方面我们已经取得了一定成果，但在脑卒中的二级预防中尚需要更多的大规模临床研究来证实其有效性。若其得到证实将改写脑卒中预防指南，对公众健康产生重大影响。叶酸很可能是预防脑卒中最廉价、最安全、可广泛应用的干预措施。虽然现有证据不足以证明叶酸对脑卒中二级预防的有效性，但我们可以看到越来越多的人开始关注叶酸对脑卒中的二级预防作用。根据已有的研究结果我们可以在脑卒中高危人群中提倡小剂量补充叶酸以预防脑血管事件的发生与复发。

表4　AHA／ASA 推荐意见中使用的推荐分类和证据水平的定义

推荐分类	
Ⅰ级推荐	证据支持和（或）一致认为某种操作或治疗有益和有效
Ⅱ级推荐	对某种操作或治疗的有效性/疗效有相互矛盾的证据和（或）意见有分歧
Ⅱ$_a$级推荐	证据或意见倾向于支持某种操作或治疗
Ⅱ$_b$级推荐	证据或意见有效性/疗效不太明确
Ⅲ级推荐	证据支持和（或）一致认为某种操作或治疗无益和（或）无效，在某些情况下可能有害
治疗性推荐	
A 级证据	资料来自多项随机临床试验或汇总分析
B 级证据	资料来自单项随机临床试验或多项非随机研究
C 级证据	专家的共识意见、病例研究或治疗标准
诊断性推荐	
A 级证据	资料来自由盲法评价者应用参考标准进行的多项前瞻性队列研究
B 级证据	资料来自单项 A 级研究或 1 项或多项病例对照研究或由非盲法评价者应用参考标准进行的研究
C 级证据	专家的共识意见

　　注：AHA／ASA：美国心脏协会／美国卒中协会

参考文献

1. Huo Y, Li J, Qin X, et al. Efficacy of folic acid therapy in primary prevention of stroke among adults with hypertension in china: The csppt randomized clinical trial. JAMA, 2015, 313(13):1325-1335.

2. Kernan WN, Ovbiagele B, Black HR, et al. Guidelines for the prevention of stroke in patients with stroke and transient ischemic attack: A guideline for healthcare professionals from the american heart association/american stroke association. Stroke, 2014, 45(7):2160-2236.

3. European Stroke Organisation(ESO)Executive Committee, ESO Writing Committee.Guidelines for management of ischaemic stroke and transient ischaemic attack 2008. Cerebrovasc Dis, 2008, 25(5):457-507.

4. Coutts SB, Wein TH, Lindsay MP, et al. Canadian stroke best practice recommendations: Secondary prevention of stroke guidelines, update 2014. Int J Stroke, 2015, 10(3):282-291.

5. 中华医学会神经病学分会脑血管病学组. 中国缺血性脑卒中和短暂性脑缺血发作二级预防指南 2014. 中华神经科杂志, 2015:258-273.

6. VITATOPS Trial Study Group. B vitamins in patients with recent transient ischaemic attack or stroke in the vitamins to prevent stroke(vitatops) trial: A randomised, double-blind, parallel, placebo-controlled trial. Lancet Neurol, 2010, 9(9):855-865.

7. Hankey GJ, Ford AH, Yi Q, et al. Effect of b vitamins and lowering homocysteine on cognitive impairment in patients with previous

stroke or transient ischemic attack: A prespecified secondary analysis of a randomized, placebo-controlled trial and meta-analysis. Stroke, 2013, 44(8):2232-2239.

8. Shekelle P. Lowering homocysteine with folic acid and b vitamins did not prevent vascular events in vascular disease. ACP J club, 2006, 145(1):2.

9. Liakishev AA. Homocysteine lowering with folic acid and b vitamins in vascular disease. Kardiologiia, 2006, 46(5):70.

10. Toole JF, Malinow MR, Chambless LE, et al. Lowering homocysteine in patients with ischemic stroke to prevent recurrent stroke, myocardial infarction, and death: The vitamin intervention for stroke prevention(visp) randomized controlled trial. JAMA, 2004, 291(5):565-575.

11. Towfighi A, Arshi B, Markovic D, et al. Homocysteine-lowering therapy and risk of recurrent stroke, myocardial infarction and death: The impact of age in the visp trial. Cerebrovasc Dis, 2014, 37(4):263-267.

12. Bonaa KH, Njolstad I, Ueland PM, et al. Homocysteine lowering and cardiovascular events after acute myocardial infarction. N Engl J Med, 2006, 354(15):1578-1588.

13. 张芬, 刘素芝, 沈雅双, 等. 叶酸联合维生素对脑卒中二级预防的效果分析. 中国现代医生, 2015(3):95-97.

14. 黄巍辉, 游咏. 马来酸依那普利叶酸片在脑卒中二级预防中的临床分析. 中外医疗, 2014(24):116-117.

15. Cavalieri M, Schmidt R, Chen C, et al. B vitamins and magnetic

resonance imaging-detected ischemic brain lesions in patients with recent transient ischemic attack or stroke: The vitamins to prevent stroke(vitatops) mri-substudy. Stroke, 2012, 43(12):3266-3270.

16. Hankey GJ, Eikelboom JW, Yi Q, et al. Antiplatelet therapy and the effects of b vitamins in patients with previous stroke or transient ischaemic attack: A post-hoc subanalysis of vitatops, a randomised, placebo-controlled trial. Lancet Neurol, 2012, 11(6):512-520.

17. Saposnik G, Ray JG, Sheridan P, et al. Homocysteine-lowering therapy and stroke risk, severity, and disability: Additional findings from the hope 2 trial. Stroke, 2009, 40(4):1365-1372.

18. House AA, Eliasziw M, Cattran DC, et al. Effect of b-vitamin therapy on progression of diabetic nephropathy: A randomized controlled trial. JAMA, 2010, 303(16):1603-1609.

19. Mark SD, Wang W, Fraumeni JF Jr, et al. Lowered risks of hypertension and cerebrovascular disease after vitamin/mineral supplementation: The linxian nutrition intervention trial. Am J Epidemiol, 1996, 143(7):658-664.

20. Huo Y, Qin X, Wang J, et al. Efficacy of folic acid supplementation in stroke prevention: New insight from a meta-analysis. Int J Clin Pract, 2012, 66(6):544-551.

21. Homocysteine Lowering Trialists' Collaboration. Dose-dependent effects of folic acid on blood concentrations of homocysteine: A meta-

analysis of the randomized trials. Am J Clin Nutr，2005，82(4):806-812.

22. Liu X，Shi M，Xia F，et al. The china stroke secondary prevention trial(csspt)protocol: A double-blinded，randomized，controlled trial of combined folic acid and b vitamins for secondary prevention of stroke. Int J Stroke，2015，10(2):264-268.

（赵钢）

出版者后记
Postscript

　　1年时间，365个日夜，300位权威专家对每本书每个细节的精雕细琢，终于我们怀着忐忑的心情迎来了《中国医学临床百家》丛书的出版。我们科学技术文献出版社自1973年成立即开始出版医学图书，40余年来，医学图书的内容和出版形式都发生了很大变化，这些无一不与医学的发展和进步相关。

　　近几年，中国的临床医学有了很大的发展，在国际医学领域也开始崭露头角。以北京天坛医院牵头的CHANCE研究成果改写美国脑血管病二级预防指南为标志，中国一批临床专家的科研成果正在走向世界。但是，这些权威临床专家的科研成果多数首先发表在国外期刊上，之后才在国内期刊、会议中展现。如果出版专著，又为多人合著，专家个人的观点和成果精华被稀释。

为改变这种零落的展现方式，作为科技部所属的唯一一家出版机构，我们有责任为中国的临床医生提供一个系统展示临床研究成果的舞台。为此，我们策划出版了这套高端医学专著——《中国医学临床百家》丛书。"百家"既指临床各学科的权威专家，也取百家争鸣之义。

丛书中每一本书阐述一种疾病的最新研究成果及专家观点，按年度持续出版，强调医学知识的权威性和时效性，以期细致、连续、全面展示我国临床医学的发展历程。与其他医学专著相比，本丛书具有出版周期短、持续性强、主题突出、内容精练、阅读体验佳等特点。在图书出版的同时，同步通过万方数据库等互联网平台进入全国的医院，让各级临床医师和医学科研人员通过数据库检索到专家观点，并能迅速在临床实践中得以应用。

在与专家们沟通过程中，他们对丛书出版的高度认可给了我们坚定的信心。北京协和医院邱贵兴院士表示"这个项目是出版界的创新……项目持续开展下去，对促进中国临床学科的发展能起到很大作用"。北京大学第一医院霍勇教授认为"百家丛书很有意义"。复旦大学附属华山医院毛颖教授说"中国医学临床百家给了我们一个深度阐释和抒发观点的平台，我愿意将我的学术观点通过这个平台展示出来"。我们感谢这么多临床专家积极参与本丛书的写作，他们在深夜里的奋笔，感动着我们，鼓舞着我们，这是对本丛书的巨大支持，也是对我们出版工作的肯定，我们由衷地感谢！

在传统媒体与新兴媒体相融合的今天，打造好这套在互联网时代出版与传播的高端医学专著，为临床科研成果的快速转化服务，为中国临床医学的创新及临床医师诊疗水平的提升服务，我们一直在努力！

科学技术文献出版社

2016 年春